INSUFICIÊNCIA CARDÍACA
DESCOMPENSADA
Tratamento em Hospital sem UTI

ANTONIO CARLOS **PEREIRA-BARRETTO**

A experiência do Hospital Auxiliar de Cotoxó, São Paulo

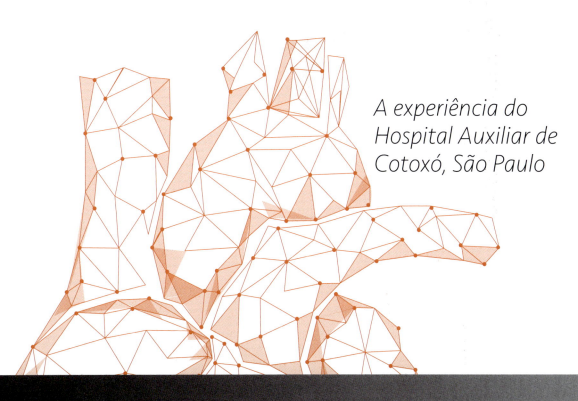

INSUFICIÊNCIA CARDÍACA
DESCOMPENSADA
Tratamento em Hospital sem UTI

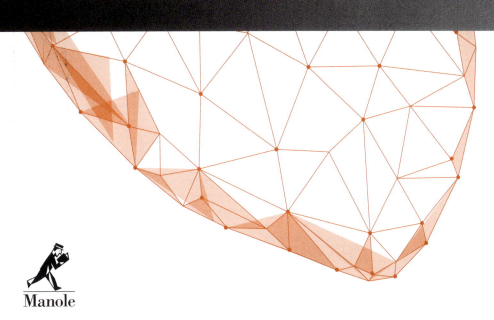

Manole

©2019 **EDITORA MANOLE LTDA**. por meio de contrato de coedição com o autor.

EDITORA GESTORA: Sônia Midori Fujiyoshi
EDITORA: Cristiana Gonzaga S. Corrêa
COORDENAÇÃO E PRODUÇÃO EDITORIAL: Visão Editorial
PROJETO GRÁFICO E DIAGRAMAÇÃO: Visão Editorial
REVISÃO DE TEXTO: Fernanda Quinta
CAPA: Sopros Design
IMAGEM DA CAPA: iStock

CIP-BRASIL. CATALOGAÇÃO NA PUBLICAÇÃO
SINDICATO NACIONAL DOS EDITORES DE LIVROS, RJ

P489i

Pereira-Barretto, Antonio Carlos
    Insuficiência cardíaca descompensada : tratamento em hospital sem UTI : a experiência do Hospital Auxiliar de Cotoxó, SP / Antonio Carlos Pereira-Barretto ; colaboração Carlos Henrique del Carlo ... [et al.]. - 1. ed. - Barueri [SP] : Manole, 2019.
    132 p. ; 28 cm.

    Inclui bibliografia
    ISBN 978-85-204-6116-7

    1. Hospital Auxiliar de Cotoxó. 2. Cardiologia - Prática - Pompeia (SP) - Estudo de casos. 3. Insuficiência cardíaca - Tratamento. I. Carlo, Carlos Henrique del. II. Título.

19-57238   CDD: 616.129
                       CDU: 616.12-008.46

Meri Gleice Rodrigues de Souza - Bibliotecária CRB-7/6439

Todos os direitos reservados.
Nenhuma parte deste livro poderá ser reproduzida, por
qualquer processo, sem a permissão expressa dos editores.
É proibida a reprodução por xerox.
A Editora Manole é filiada à ABDR – Associação Brasileira de Direitos Reprográficos.

1ª EDIÇÃO – 2019

EDITORA MANOLE LTDA.
Avenida Ceci, 672 – Tamboré
06460-120 – Barueri – SP – Brasil
Tel.: (11) 4196-6000
www.manole.com.br | http://atendimento.manole.com.br
Impresso no Brasil | *Printed in Brazil*

São de responsabilidade do autor as informações contidas nesta obra.

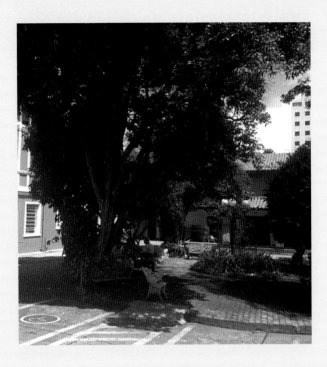

O Hospital Auxiliar de Cotoxó, em São Paulo, SP, funcionou entre 1998 e 2018 e dispunha de duas enfermarias que eram retaguarda do pronto-socorro do InCor.

Nesse período, recebeu do InCor quase onze mil pacientes com insuficiência cardíaca descompensada, que foram internados a fim de serem compensados, mesmo que o hospital não dispusesse de unidade de terapia intensiva.

A demanda cotidiana das necessidades terapêuticas dos pacientes, que requeria uma acurada conciliação dos recursos disponíveis, gerou uma experiência clínica que resultou em um conhecimento excepcional, exposto em diversas publicações e apresentações nacionais e internacionais e, agora, publicado neste livro.

Autores e colaboradores

AUTOR
Antonio Carlos Pereira-Barretto

Professor-associado do Departamento de Cardiopneumologia da Faculdade de Medicina da Universidade de São Paulo (FMUSP). Diretor do Serviço de Prevenção e Reabilitação do Instituto do Coração (InCor) do Hospital das Clínicas da Faculdade de Medicina da Universidade de São Paulo (HCFMUSP). Coordenador de Cardiologia do Hospital Santa Marcelina, em São Paulo, SP. Trabalha no HCFMUSP há 48 anos, atuando na Segunda Clínica Médica e na Enfermaria de Propedêutica. Nos primeiros anos, chefiou a Equipe de Cardiologia Geral e, posteriormente, passou a coordenar as atividades do Hospital Auxiliar de Cotoxó, que funcionou entre os anos de 1998 e 2018.

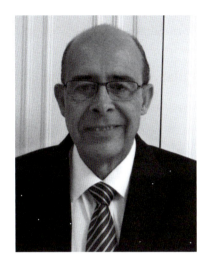

COLABORADORES
Carlos Henrique del Carlo

Doutor em Cardiologia pela Universidade de São Paulo (USP). Médico do Hospital-dia do Instituto do Coração (InCor) do Hospital das Clínicas da Faculdade de Medicina da Universidade de São Paulo (HCFMUSP). Médico-assistente do Serviço de Cardiologia do Hospital Santa Marcelina, em São Paulo, SP.

Domingos Savio Barbosa Melo

Doutor em Cardiologia pela Universidade de São Paulo (USP). Professor de Medicina e Coordenador da Pós-graduação em Cardiologia do Centro Universitário Maurício de Nassau, em Recife, PE.

Irineu Blanco Moreno

Pesquisador do Departamento de Cardiopneumologia do Instituto do Coração (InCor) do Hospital das Clínicas da Faculdade de Medicina da Universidade de São Paulo (HCFMUSP).

José Fabri Júnior

Doutor em Cardiologia pela Universidade de São Paulo (USP). Professor Adjunto da Universidade Federal de Juiz de Fora (UFJF) e da Faculdade de Ciências Médicas e da Saúde de Juiz de Fora (Suprema).

Juliano Novaes Cardoso

Doutor em Cardiologia pela Universidade de São Paulo (USP). Médico-assistente da Unidade de Miocardiopatia do Instituto do Coração (InCor) do Hospital das Clínicas da Faculdade de Medicina da Universidade de São Paulo (HCFMUSP). Supervisor do Serviço de Cardiologia do Hospital Santa Marcelina, em São Paulo, SP.

Luiz Guilherme Velloso

Doutor em Cardiologia pela Universidade de São Paulo (USP). Cardiologista do Hospital São Camilo – Pompeia, em São Paulo, SP.

Manoel Fernandes Canesin

Doutor em Cardiologia pela Universidade de São Paulo (USP). Professor Titular de Cardiologia da Universidade Estadual de Londrina (UEL). Presidente da Rede Brasileira de Insuficiência Cardíaca (Rebric).

Marcelo Eidi Ochiai

Doutor em Cardiologia pela Universidade de São Paulo (USP). Médico-assistente da Unidade de Cardiogeriatria do Instituto do Coração (InCor) do Hospital das Clínicas da Faculdade de Medicina da Universidade de São Paulo (HCFMUSP).

Marcelo Villaça Lima

Doutor em Cardiologia pela Universidade de São Paulo (USP). Médico e professor no Serviço de Cardiologia do Hospital de Base de Rio Preto da Fundação Faculdade Regional de Medicina de São José do Rio Preto (Funfarme). Professor de Medicina da Faculdade Ceres (Faceres), em São José do Rio Preto, SP.

Mucio Tavares de Oliveira Júnior

Doutor em Cardiologia pela Universidade de São Paulo (USP). Diretor do Hospital-dia do Instituto do Coração (InCor) do Hospital das Clínicas da Faculdade de Medicina da Universidade de São Paulo (HCFMUSP).

Paulo Cesar Morgado

Médico-assistente da Unidade de Ambulatório do Instituto do Coração (InCor) do Hospital das Clínicas da Faculdade de Medicina da Universidade de São Paulo (HCFMUSP).

Robinson Tadeu Munhoz

Doutor em Cardiologia pela Universidade de São Paulo (USP). Médico-assistente da Unidade de Insuficiência Cardíaca do Instituto do Coração (InCor) do Hospital das Clínicas da Faculdade de Medicina da Universidade de São Paulo (HCFMUSP).

Vera Barretto (*in memoriam*)

Médica Psiquiatra do Hospital Auxiliar de Cotoxó.

Prefácio

O diagnóstico e o tratamento de doentes com insuficiência cardíaca progrediram sobremaneira nas décadas recentes, graças ao maior conhecimento de mecanismos fisiológicos e patológicos, desde o nível molecular até o nível clínico. A incorporação tecnológica e o apuro dos métodos de pesquisa ampliaram as possibilidades diagnósticas e terapêuticas.

A aplicação prática desse progresso no tratamento de enfermos é modulada por diversos aspectos, entre eles fatores ligados ao acesso e à organização dos serviços de saúde nos níveis básico, secundário e terciário; fatores de natureza econômica; e fatores ligados à relação demanda-disponibilidade de recursos. Compõe-se, desse modo, formidável equação cotidiana tanto para os pacientes quanto para os médicos e outros profissionais de saúde. Uma equação que requer, para sua abordagem apropriada, ciência e arte.

Nesse contexto, o presente volume é especialmente bem-vindo. Dedicado ao tratamento de doentes com insuficiência cardíaca – síndrome que é via final comum de diferentes cardiopatias e, portanto, prevalente na população –, tem características que o tornam relevante em vários aspectos, dos quais destacamos 3.

Em primeiro lugar, em relação aos doentes, o livro reúne a experiência vivida por uma equipe que se dedicou por 30 anos a fio ao diagnóstico e tratamento de mais de 10.500 pessoas com insuficiência cardíaca descompensada e suas complicações, comorbidades e reinternações. Apresenta importante casuística brasileira de pacientes com características que não diferem substancialmente dos enfermos da prática clínica de colegas cardiologistas e outros profissionais de saúde no país, entre eles enfermeiros, nutricionistas, fisioterapeutas, psicólogos, assistentes sociais, educadores físicos. A experiência ora apresentada decorreu da necessidade dos pacientes, foi aprimorada no decorrer de décadas, gerou novos conhecimentos e trouxe melhorias de ponta para os pacientes, valorizando o uso criterioso da clínica, com destaque para os dados do exame físico (frequência cardíaca). Recursos caros e de alta tecnologia de modo geral tendem a ser limitados, e também por isso a experiência apresentada é de elevado interesse.

Em segundo lugar, o serviço a partir do qual esta experiência se alçou – retaguarda de um hospital universitário de referência terciária, o Hospital Auxiliar de Cotoxó – mais se aproxima de recurso de nível secundário, sem unidade de terapia intensiva. Apesar disso, apresenta condições equiparáveis a muitos serviços médicos disponíveis no país, incluindo a administração de inotrópicos. Realço a originalidade da experiência com o uso de mantas térmicas. Trata-se de experiências reais que se comprovaram eficazes no tratamento de pacientes com insuficiência cardíaca, podendo ser úteis para profissionais que atuam em condições semelhantes, ampliando o seu alcance, pois, de modo geral, a demanda por cuidados, tratamento e recursos não é inferior à disponibilidade.

Em terceiro lugar, a figura do autor, maestro que fez florescer a experiência que o livro resume, lidera competente e dedicada equipe de colegas médicos cardiologistas e outros profissionais de saúde. O prof. dr. Antonio Carlos Pereira-Barretto, professor de Medicina com mais de 50 anos de prática clínica e atuando no ensino e na pesquisa cardiológicas, dedica-se ao estudo dos desafios terapêuticos de pacientes com insuficiência cardíaca, na persistente vocação de aliviar o sofrimento e prolongar a sobrevida das pessoas.

A experiência reunida neste volume – ancorada, portanto, nas características dos pacientes, do serviço e do autor – será de grande auxílio a um amplo público de médicos e outros profissionais de saúde que cuidam de pacientes com insuficiência cardíaca, para que enfrentem com ciência e arte as intrincadas questões da terapêutica com que se deparam cotidianamente.

Prof. dr. Alfredo José Mansur
Professor Livre-docente da Faculdade de Medicina da Universidade de São Paulo (FMUSP). Diretor da Unidade Clínica de Ambulatório Geral da Divisão de Cardiologia Clínica do Instituto do Coração (InCor) do Hospital das Clínicas (HC) da FMUSP. Diretor do Corpo Clínico do InCor-HCFMUSP.

Sumário

INTRODUÇÃO *18*

CAPÍTULO 1. **ASPECTOS NUTRICIONAIS NA INSUFICIÊNCIA CARDÍACA** *22*
- Desnutrição e prognóstico *23*
- Restrição de sódio *25*

CAPÍTULO 2. **IMPORTÂNCIA DA ETIOLOGIA DA INSUFICIÊNCIA CARDÍACA** *26*

CAPÍTULO 3. **FATORES PROGNÓSTICOS NA INSUFICIÊNCIA CARDÍACA AVANÇADA** *30*
- Pressão arterial reduzida *37*
- Reinternações *39*
- Comorbidades e prognóstico na insuficiência cardíaca avançada *40*
- Insuficiência renal *41*
- Infecção *42*
- Anemia *44*
- Fibrilação atrial *48*
- Depressão *49*

CAPÍTULO 4. **BIOMARCADORES NA INSUFICIÊNCIA CARDÍACA AVANÇADA** *50*
- Dosagem de troponina *51*
- BNP *54*
- Dosagem sequencial de BNP *57*
- Dosagem de NT-proBNP *58*
- Troponina I e BNP na estratificação de risco de pacientes com insuficiência cardíaca descompensada *59*
- TNF-alfa, interleucina-6 e noradrenalina *60*
- Insuficiência cardíaca com fração de ejeção preservada *62*
- Frequência cardíaca – o biomarcador mais econômico *63*

CAPÍTULO 5. **HORA DA MORTE DOS PACIENTES COM INSUFICIÊNCIA CARDÍACA** *66*
- Impacto da disfunção ventricular na hora da morte *70*

CAPÍTULO 6. **TRATAMENTO DA INSUFICIÊNCIA CARDÍACA AVANÇADA NA ENFERMARIA** *72*
- Diuréticos *75*
- Como orientar a prescrição de diuréticos na insuficiência cardíaca descompensada *76*

CAPÍTULO 7. **TRATAMENTO NA ENFERMARIA DE PACIENTES COM PERFIL C** *78*
- Inotrópicos *79*
- Reavaliação da mortalidade dos pacientes tratados com inotrópicos *83*
- É possível realmente afirmar que inotrópicos aumentam a mortalidade? *84*
- Levosimendana na enfermaria *86*
- Levosimendana como transição terapêutica após o uso de dobutamina *88*

É realmente mais econômico o tratamento com dobutamina em vez de levosimendana? **90**

Inotrópicos em pacientes com insuficiência cardíaca avançada e doença de Chagas **92**

CAPÍTULO 8. PRESCRIÇÃO DE VASODILATADORES 94

Associação de múltiplos vasodilatadores na insuficiência cardíaca avançada **95**

Adição do bloqueador dos receptores da angiotensina II na insuficiência cardíaca descompensada **96**

CAPÍTULO 9. PRESCRIÇÃO DE ESPIRONOLACTONA PARA PACIENTES COM INSUFICIÊNCIA CARDÍACA DESCOMPENSADA 100

CAPÍTULO 10. PRESCRIÇÃO DE BETABLOQUEADOR NA INSUFICIÊNCIA CARDÍACA DESCOMPENSADA 104

É necessário suspender o betabloqueador na insuficiência cardíaca descompensada com baixo débito? Uso concomitante com dobutamina **105**

Impacto do carvedilol na sobrevida de pacientes com insuficiência cardíaca avançada e doença de Chagas **108**

Impacto da titulação rápida do betabloqueador no remodelamento cardíaco e na mortalidade em pacientes com insuficiência cardíaca avançada (FAST-carvedilol) **109**

A dose do betabloqueador prescrita modifica o prognóstico da insuficiência cardíaca avançada? **112**

Tolerabilidade à rápida titulação do carvedilol de pacientes chagásicos **113**

Betabloqueador modifica a evolução da insuficiência cardíaca descompensada? **113**

A resposta ao carvedilol é diferente conforme a mutação genética? **115**

CAPÍTULO 11. VASODILATAÇÃO PELO CALOR DE MANTA TÉRMICA EM PACIENTES COM INSUFICIÊNCIA CARDÍACA DESCOMPENSADA 118

CAPÍTULO 12. PRINCIPAIS CONTRIBUIÇÕES DA EXPERIÊNCIA DE TRATAR INSUFICIÊNCIA CARDÍACA EM HOSPITAL SEM TERAPIA INTENSIVA 122

REFERÊNCIAS 126

Introdução

O Hospital Auxiliar de Cotoxó, um dos hospitais auxiliares do Instituto do Coração (InCor) do Hospital das Clínicas da Faculdade de Medicina da Universidade de São Paulo (HCFMUSP), dedicou-se durante muito tempo principalmente ao tratamento de pacientes com doenças crônicas.

Na década de 1980, em razão da demanda por atendimento, o professor Vicente Amato, então diretor clínico do HCFMUSP, reorientou o público-alvo do Hospital Auxiliar de Cotoxó, que passou a se dedicar a pacientes com doenças agudas não críticas. Nesse contexto, o InCor recebeu a alocação de 2 enfermarias de adultos, uma masculina e outra feminina, com um total de 56 leitos. Eram aposentos conjuntos de 2 a 6 leitos e o Hospital Auxiliar de Cotoxó não dispunha de unidade de terapia intensiva. Desde então, o serviço do hospital tornou-se retaguarda do pronto-socorro do InCor, para onde passaram a ser encaminhados os pacientes com doenças agudas em condição não crítica, principalmente aqueles com insuficiência cardíaca descompensada, endocardite infecciosa e cardiopatas com quadros infecciosos. Uma característica arquitetônica do Hospital Auxiliar de Cotoxó era a presença de um jardim interno com frondosas jabuticabeiras, convidando os pacientes que alcançavam melhora a desfrutarem daquele ambiente. Atividades realizadas pelos pacientes eram os jogos de damas e dominó no terraço da ala masculina, com vista para o jardim.

As atividades do Hospital Auxiliar de Cotoxó transcorreram durante 3 décadas (de 1988 a 2018), período em que foram hospitalizados 10.853 pacientes com insuficiência cardíaca, muitos em uso de drogas vasoativas endovenosas. Esses pacientes faziam parte dos 77.654 pacientes com insuficiência cardíaca com necessidade de hospitalização que chegaram ao InCor no mesmo período, demanda esta não absorvida pelas terapias intensivas do InCor.

A experiência clínica era construída na prática cotidiana; naturalmente, com o surgimento de perguntas e dilemas, que, para serem respondidos, exigiram a organização e a análise de dados coletados na própria instituição.

Desse modo, construiu-se um cabedal de conhecimento, com 11 publicações em periódicos internacionais e 38 em revistas nacionais. Além disso, foram feitas comunicações em congressos, cuja primeira foi concretizada no Congresso da Sociedade Brasileira de Cardiologia em 1989. Até 2017, houve a apresentação de 252 temas livres em congressos nacionais e 33 em congressos internacionais.

Com o grande número de pacientes internados e suas necessidades terapêuticas, a equipe foi instada a responder a essa demanda e a se adaptar aos recursos disponíveis. Dentre as adaptações desenvolvidas, merecem destaque: o uso de inotrópicos na enfermaria, de início muito cauteloso e gradualmente mais estruturado; o uso de doses plenas de diuréticos; a perseguição sistemática de doses-alvo de vasodilatadores administrados por via oral; a associação de vasodilatadores; a não suspensão de betabloqueadores nos pacientes em uso desses medicamentos e a sua administração mais rápida de modo a propiciar doses terapêuticas antes da alta hospitalar.

Essas e outras condutas serão apresentadas no decorrer deste livro.

CAPÍTULO 1
Aspectos nutricionais na insuficiência cardíaca

As primeiras observações do Hospital Auxiliar de Cotoxó geraram artigos que relacionaram a desnutrição ou o emagrecimento e a má evolução dos pacientes com insuficiência cardíaca. Realizadas pelo dr. Veloso, que foi acumulando dados e mostrou que pacientes desnutridos tinham pior evolução e maior mortalidade,[1] essas observações levaram à elaboração de sua tese de doutorado intitulada "Repercussão nutricional da miocardiopatia dilatada", defendida em 1996.

DESNUTRIÇÃO E PROGNÓSTICO

Nessa linha de investigação do papel da desnutrição nos pacientes com insuficiência cardíaca avançada, procurou-se verificar se uma avaliação nutricional permitiria indicar o prognóstico dos pacientes.[2,3]

A associação entre quadros de caquexia e insuficiência cardíaca é um fenômeno clássico e observado na prática clínica. Sua prevalência é variável, de acordo com a composição da população estudada, sendo descrita em percentuais que variam de 13,7 a 61,5%. A caquexia parece ter relação com a causa da insuficiência cardíaca e com a duração dos sintomas e a intensidade da falência cardíaca.

Procurando compreender melhor os aspectos nutricionais na insuficiência cardíaca, foram avaliados diversos indicadores do estado nutricional em um grupo de portadores de insuficiência cardíaca crônica consequente à disfunção ventricular esquerda por miocardiopatia dilatada, em fase avançada da doença. Buscou-se verificar se o grau de comprometimento dos indicadores nutricionais guardava relação com o tempo de evolução dos sintomas, se a intensidade de comprometimento dos indicadores do estado nutricional na doença estava relacionada com o grau de disfunção sistólica do ventrículo esquerdo, e se as alterações do estado nutricional tinham valor prognóstico na insuficiência cardíaca crônica avançada.

Para isso, foram estudados 95 pacientes com idade inferior a 65 anos sem evidências de doenças concomitantes. Miocardiopatia dilatada idiopática foi o diagnóstico em 65% dos pacientes e miocardiopatia chagásica em 35%, encontrando-se 63% dos pacientes em classe funcional (CF) III e 37% em CF IV. A fração de ejeção média foi de 35% e o diâmetro diastólico do ventrículo esquerdo médio, de 72 mm. A avaliação nutricional incluiu as seguintes variáveis: porcentagem do peso ideal, espessura da prega tricipital, percentis da circunferência da massa muscular do braço, níveis séricos de albumina e contagem global dos linfócitos.[2,3]

O peso corporal obtido foi comparado percentualmente ao peso corporal ideal das tabelas, adotando-se para classificação dos resultados os critérios propostos por Blackburn et al.: normal (acima de 90% do peso ideal); comprometimento nutricional leve (entre 80 e 90% do peso ideal); comprometimento nutricional moderado (entre 70 e 79% do peso ideal); e comprometimento nutricional importante (menos de 70% do peso ideal).[2,3]

Nessa casuística de pacientes em condição clínica grave, a análise subjetiva do estado nutricional classificou como desnutridos

23/95 (24,2%) pacientes, como normais 62/95 (65,3%) e como obesos 10/95 (10,5%).[3] A situação nutricional estava alterada em 45,3 a 94,7% dos pacientes, conforme a variável empregada. Não houve correlação entre os indicadores nutricionais e a duração dos sintomas, nem entre os indicadores e o grau de disfunção ventricular. Esse grupo de pacientes teve uma evolução de alta mortalidade e 75,8% dos pacientes morreram em um tempo médio de 21 semanas. O diâmetro diastólico e a fração de ejeção do ventrículo esquerdo não se associaram com a probabilidade de sobrevida. A massa corpórea diminuída sinalizava o grupo com maior risco de morte. A porcentagem ideal do peso corpóreo foi preditiva de maior sobrevida (p = 0,0352), e os pacientes com menos de 80% do peso ideal tiveram um risco relativo maior de morte de 1,99 (IC95%: 1,12-3,02; p = 0,0132) (Figura 1).[2-4]

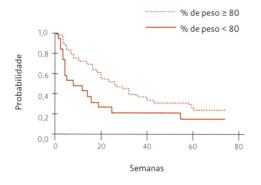

FIGURA 1 Pacientes com menos de 80% do peso ideal apresentaram pior evolução do que os menos desnutridos.[3]

Os resultados permitiram concluir que a desnutrição foi frequente entre os pacientes com insuficiência cardíaca avançada e miocardiopatia dilatada. A massa corpórea reduzida foi melhor preditor de sobrevida do que a fração de ejeção do ventrículo esquerdo na população em fase avançada de comprometimento miocárdico.

Esse resultado chamou atenção para o fato de que, em uma população relativamente homogênea de casos de insuficiência cardíaca avançada, todos com importante disfunção ventricular, a fração de ejeção (o grau da função ventricular) não identificava quais pacientes teriam pior prognóstico. No entanto, o grau de repercussão sistêmico, avaliado por seu grau de emagrecimento, permitiu identificar quais evoluiriam pior.[2,3]

Reconhecido o percentual do peso ideal como a melhor variável de avaliação nutricional para prognóstico dos pacientes com insuficiência cardíaca avançada e desnutrição, procurou-se verificar se a associação de parâmetros nutricionais permitiria com maior acurácia identificar quais pacientes evoluiriam pior. Elaborou-se um escore que englobava percentual do peso ideal, percentil da prega tricipital, percentil da circunferência muscular do braço, níveis séricos de albumina e número de linfócitos no sangue periférico, graduando-se as alterações em leve, moderada ou intensa, atribuindo-se pontuação de 1 a 3 para cada uma delas.[4] Foram considerados desnutridos os pacientes com escore superior a 8, os quais apresentaram maior mortalidade.[5] Esse escore, no entanto, foi limítrofe do ponto de vista estatístico para identificar os pacientes com maior mortalidade (0,060).[4]

O escore não melhorou a acurácia da avaliação prognóstica, e o peso inferior a 80% do peso ideal (desnutrição leve a importante) foi mantido como o parâmetro associado a pior evolução de maneira significativa, permanecendo como o melhor preditor de mortalidade entre os pacientes graves atendidos no hospital.

Desse modo, um importante ensinamento desse estudo foi que o emagrecimento em decorrência da insuficiência cardíaca identifica paciente grave com risco mais elevado de pior evolução.

RESTRIÇÃO DE SÓDIO

No primeiro estudo publicado com base na experiência com tratamento da insuficiência cardíaca avançada no Hospital Auxiliar de Cotoxó,[5] avaliou-se a restrição de sódio na dieta era fundamental para a compensação dos pacientes (controle dos sinais e sintomas da insuficiência cardíaca). Considerando-se que muitos dos pacientes com insuficiência cardíaca avançada internados nas enfermarias apresentavam graus variáveis de desnutrição, incluindo aqueles com caquexia, questionava-se se a dieta hipossódica não dificultaria sua recuperação, uma vez que a pouca palatabilidade da refeição sem sal reduz a ingestão do paciente. Para avaliar se uma dieta com sal dificultaria a compensação dos pacientes, foram estudados 32 indivíduos, dos quais 14 receberam dieta com 2 gramas de sódio e 18, dieta com 10 gramas de sódio.[5]

Os resultados não mostraram haver diferença significativa entre as 2 dietas na compensação. Os pacientes que receberam dieta de 2 gramas levaram 7,5 dias para compensar contra 6,6 dias naqueles que consumiram 10 gramas. A perda de peso nesse período foi de 12,2% nos pacientes que receberam 2 gramas e de 10% nos que receberam 10 gramas. A dose total de furosemida necessária no período de compensação foi de 568 mg nos pacientes com dieta de 2 g e de 599 mg nos pacientes que receberam 10 g, não havendo diferença estatística significativa.

Conclui-se, portanto, que a quantidade de sódio na dieta não teve influência na redução dos sintomas e sinais da insuficiência cardíaca (compensação) nem no tempo para se conseguir a compensação; no entanto, foi necessária dose um pouco mais elevada de furosemida nos pacientes que estavam em dieta com maior teor de sódio. Os pacientes que receberam dieta com conteúdo habitual de sódio se alimentaram melhor.[5]

Dada a experiência crescente no cuidado dos pacientes com insuficiência cardíaca avançada, vários estudos foram sendo realizados no decorrer dos anos no Hospital Auxiliar de Cotoxó, que serão discutidos a seguir. Para fins didáticos, os dados serão apresentados por temas, e não de acordo com a data de sua publicação.

CAPÍTULO 2
Importância da etiologia da insuficiência cardíaca

O diagnóstico da etiologia da insuficiência cardíaca é um passo importante no tratamento dessa síndrome, pois muitos casos são passíveis de tratamento específico – como a plastia ou troca de uma válvula lesada, e a revascularização de coração isquêmico –, o que modifica substancialmente a evolução dos pacientes.

No contexto das miocardiopatias, a chagásica, dentre todas as etiologias da doença, parece ser a que traz o pior prognóstico para seus portadores. Esse dado foi mostrado por Freitas et al. em um estudo prospectivo que envolveu 1.220 pacientes portadores de insuficiência cardíaca em classes funcionais III e IV da New York Heart Association (NYHA).[6]

Sempre que avaliamos uma casuística de pacientes com insuficiência cardíaca, a doença de Chagas surge como importante marcador prognóstico. Assim, em uma dessas publicações avaliando os pacientes internados no Hospital Auxiliar de Cotoxó, procurou-se verificar, em uma população com insuficiência cardíaca avançada, primariamente, se a etiologia chagásica conferia pior prognóstico a esses pacientes, e secundariamente, em quais características os portadores da doença de Chagas diferiam dos portadores de outras miocardiopatias (outras etiologias), e então analisar se essas diferenças explicariam o pior prognóstico observado.[6]

Foram estudados 417 pacientes hospitalizados por insuficiência cardíaca descompensada. A idade média dos participantes do estudo foi de 51,8 anos, dos quais 291 (69,8%) eram homens. Os pacientes foram divididos em 2 grupos: 133 (31,9%) chagásicos (CH) e 284 com outras etiologias. Em um subgrupo de 63 pacientes (15,1% com doença de Chagas), dosaram-se citocinas e noradrenalina.

Nessa casuística, os pacientes internados em Cotoxó eram, em geral, graves; 24,6% necessitaram de inotrópicos por apresentarem quadro de baixo débito cardíaco, e no primeiro ano de seguimento a mortalidade foi de 54,7%. Os pacientes chagásicos apresentaram maior mortalidade do que os de outras etiologias (69,2% *versus* 47,9%, $p < 0,001$) (Figura 2).

Essa mortalidade elevada foi maior do que a usualmente descrita em estudos de insuficiência cardíaca que analisam pacientes hospitalizados para compensação.

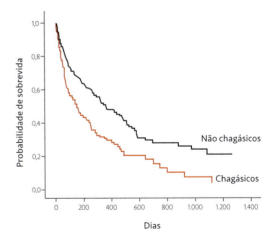

FIGURA 2 Estimativa da probabilidade de sobrevida de pacientes com miocardiopatia chagásica em relação a pacientes com miocardiopatias de outras etiologias.[6]

Registros estadunidenses e europeus indicam necessidade de inotrópicos em cerca de 4% dos pacientes, número 6 vezes menor do que a demanda em nossa enfermaria. Verifica-se, portanto, a gravidade da condição clínica dos pacientes nessa casuística.

Nessa população com insuficiência cardíaca avançada, quando se compararam os dados clínicos dos portadores de doença de Chagas com os de outras etiologias, constatou-se que aqueles eram mais jovens (47,6 anos *versus* 53,8 anos; p < 0,001) e apresentavam, em média, valores menores de pressão arterial sistólica (96,7 mmHg *versus* 111,2 mmHg; p < 0,001), de fração de ejeção do ventrículo esquerdo ao ecocardiograma (32,7% *versus* 36,4%; p < 0,001) e de sódio sérico (134,6 mEq/L *versus* 136,0 mEq/L; p = 0,026) e TNF-alfa mais elevado (33,3 mg/mL *versus* 14,8 mg/mL; p = 0,001) do que os portadores de miocardiopatias de outras etiologias (Figura 3). A presença de hipotensão necessitando de inotrópicos, o diâmetro diastólico do ventrículo esquerdo, os dados de função renal, os níveis de interleucina-6 e os de noradrenalina não diferiram significativamente.[6]

O maior comprometimento cardíaco e sistêmico nos pacientes chagásicos se deveu, pelo menos em parte, ao maior tempo de agressão miocárdica que a doença promoveu, levando ao esgotamento dos mecanismos compensatórios ativados continuamente e, como consequência, a pior evolução.[6]

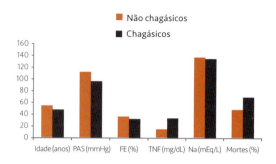

FIGURA 3 Portadores de cardiopatia por doença de Chagas apresentam maior comprometimento cardíaco e sistêmico do que os portadores de miocardiopatias de outras etiologias.[6]

Os resultados desse estudo confirmaram os resultados de outro que realizamos anos antes[7] e que envolveu 189 pacientes com insuficiência cardíaca avançada transferidos do pronto-socorro do InCor para compensação em nossa enfermaria, quando já se pôde documentar a pior evolução dos pacientes com miocardiopatia chagásica. Por outro lado, aqueles com miocardiopatia dilatada não isquêmica foram os que tiveram menor mortalidade, e os portadores de miocardiopatia isquêmica apresentaram evolução intermediária (Figura 4).[7] Ao comparar pacientes com diferentes etiologias, aqueles com miocardiopatia por doença de Chagas apresentaram níveis mais elevados de peptídeo natriurético do tipo B (BNP),[7] achado que sinalizou o maior comprometimento cardíaco desses pacientes.[7]

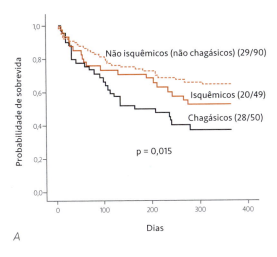

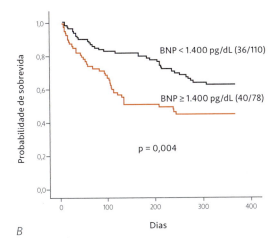

FIGURA 4 Os pacientes chagásicos apresentaram pior sobrevida no seguimento de 1 ano (37,6%), seguidos pelos portadores de miocardiopatia isquêmica (52,6%) e não isquêmica (64,5%).[7]

CAPÍTULO 3
Fatores prognósticos na insuficiência cardíaca avançada

Na insuficiência cardíaca, uma síndrome com características de malignidade, com seus portadores apresentando elevada morbidade e mortalidade, é importante identificar possíveis marcadores de pior prognóstico no intuito de orientar o tratamento em busca de melhorar essa evolução.[8-13]

Na insuficiência cardíaca avançada, a necessidade de hospitalização é por si só um importante fator prognóstico associado a maior mortalidade. Seria possível identificar, dentre os hospitalizados, quais terão pior evolução? Procurando responder a essa pergunta, nesses anos de atividade no Hospital Auxiliar de Cotoxó, realizamos vários trabalhos, em diferentes épocas, analisando os fatores prognósticos da insuficiência cardíaca avançada.[8-13]

Para identificar esses fatores prognósticos, estudamos prospectivamente 444 pacientes em classes funcionais (CF) III/IV, hospitalizados para compensação até 1999. Os pacientes eram predominantemente homens (70,3%), com idade média de 52,5 anos, sendo a etiologia em 33% dos casos secundária à doença de Chagas, em 28,4% idiopática e em 16,4% secundária à doença isquêmica do miocárdio. A fração de ejeção média era de 33,7% e o diâmetro diastólico do ventrículo esquerdo, de 71,6 mm. Um terço dos pacientes recebeu inotrópicos durante a hospitalização. Em 1 ano de seguimento, 238 (53,6%) pacientes morreram. Procurou-se avaliar, por meio da análise uni e multivariada, os fatores preditores de mortalidade.[8]

Foram preditores de mortalidade na análise univariada a etiologia chagásica e alterações nas seguintes variáveis: pressão arterial sistólica (pressão sistólica média 99,6 mmHg *versus* 112,8 mmHg; p < 0,001), fração de ejeção do ventrículo esquerdo (33,1% *versus* 36,0%; p < 0,0010), diâmetro diastólico do ventrículo esquerdo (78,3 mm *versus* 70,5 mm; p = 0,004), sódio (134,4 mEq/L *versus* 136,9 mEq/L; p < 0,001), ureia (79,4 mg/dL *versus* 62,5 mg/dL; p < 0,001) e creatinina, respectivamente para os que morreram e os que não.[8]

Na regressão logística univariada, foram identificadas as seguintes *odds ratios* (OD): doença de Chagas (2,12); pressão arterial sistólica < 90 mmHg (1,90); diâmetro diastólico do ventrículo esquerdo > 75 mm (1,77); fração de ejeção < 35% (1,20); sódio < 135 mEq/L (2,10); ureia > 65 mg/dL (2,58); e creatinina > 1,4 mg/dL (1,73).[8]

Na análise multivariada, permaneceram como determinantes prognósticos o sódio baixo (OD 4,06), a pressão arterial sistólica baixa (OD 2,62) e a creatinina elevada (OD 2,59).

Nessa casuística, os pacientes hipotensos, com sódio baixo e creatinina elevada apresentaram maior risco de morte, tornando-se candidatos preferenciais à reavaliação de conduta ou sendo considerados para procedimentos mais invasivos na tentativa de se modificar a má evolução da doença.

De maneira geral, esses marcadores prognósticos mostram que os pacientes com maior comprometimento cardíaco e sistêmico (incapazes de manter a pressão) evoluem pior, com maior estimulação neuro-hormonal (sistema renina-angiotensina ativado, promovendo sódio baixo) e disfunção renal, sempre dificultando o tratamento por limitarem a prescrição dos inibidores da ECA e da espironolactona, medicamentos reconhecidos por modificarem o prognóstico dos portadores de insuficiência cardíaca.

Em novo estudo, procuramos verificar se esses fatores prognósticos haviam se modificado com o passar dos anos.[9] Acompanhamos a evolução de 263 pacientes com fração de ejeção do ventrículo esquerdo média de 27,1%, internados para compensação, entre janeiro de 2005 e outubro de 2006.[9] Foram hospitalizados após avaliação e medicação no pronto-socorro, sem condições de receberem alta. Os pacientes encontravam-se em CF III/IV, a idade média era de 59,9 anos ±15,2 anos, a maioria era do sexo masculino e 63,1% necessitaram de inotrópicos para compensação na fase aguda.

O tempo médio de internação foi de 25,1 dias ±16,7 dias. Durante a internação, 23 (8,8%) pacientes morreram. Após a alta dos demais 240 pacientes, no período médio de seguimento de 370 dias, 123 (51,2%) procuraram o pronto-socorro de 1 a 12 vezes (total de passagens: 350), sendo 76 deles reinternados, com uma média de dias de re-hospitalizações de 23,5 dias ±18,0 dias. No primeiro ano de seguimento, 62 (25,8%) pacientes morreram (Figura 5).

Nossos dados indicaram que pacientes com insuficiência cardíaca avançada continuavam evoluindo com alta mortalidade e alta taxa de re-hospitalizações. Ao final do primeiro ano, somente 44,5% desses pacientes não necessitaram passar no pronto-socorro nem morreram, o que indica que devemos continuar dando grande atenção aos portadores de insuficiência cardíaca, na tentativa de mudar a história natural dessa síndrome cada vez mais frequente. Esse dado, baseado em um registro de pacientes hospitalizados para compensação, nos mostrou o quão grave era o quadro de insuficiência cardíaca descompensada. Tratar mais precocemente e prescrever os medicamentos que modificam o prognóstico tornam-se fundamentais para melhorar a evolução dos pacientes com insuficiência cardíaca avançada.

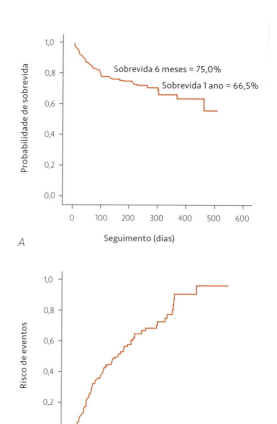

FIGURA 5 Curvas de estimativa de probabilidade de sobrevida e de re-hospitalizações dos pacientes internados para compensação.[9]

Em outro trabalho, procuramos avaliar se os fatores de risco haviam se modificado com o passar dos anos. Fizemos um novo levantamento dos casos e comparamos os dados de 2 períodos para avaliar os fatores de risco e, em especial, se a evolução do tratamento teve impacto no prognóstico de nossos pacientes. Os critérios para hospitalização no Hospital Auxiliar de Cotoxó não se modificaram com o passar dos anos; o local continuou sendo enfermaria de retaguarda do pronto-socorro, para onde eram transferidos os pacientes que necessitavam de mais tempo para completar sua compensação, fato que facilitou comparações entre épocas diferentes.[10]

Comparamos, retrospectivamente, os dados de seguimento e tratamento de 2 coortes de pacientes com insuficiência cardíaca que apresentavam fração de ejeção reduzida, admitidos para compensação até o ano 2000 (n = 353) e após 2000 (n = 279).[10] Foram analisados: morte hospitalar, re-hospitalizações e morte no seguimento de 1 ano. Utilizamos os testes U de Mann-Whitney e do Qui-quadrado para comparação entre os grupos.

Ao lado da análise de morbidade e mortalidade, procurou-se identificar os preditores de mortalidade, empregando-se para isso a análise de regressão por meio do método dos riscos proporcionais de Cox e a análise de sobrevida pelo método de Kaplan-Meier.

Na comparação das 2 coortes, observou-se que os pacientes internados até o ano 2000 eram mais jovens, tinham menor comprometimento ventricular esquerdo e receberam em menor proporção prescrição de betabloqueadores na alta. A sobrevida dos pacientes hospitalizados antes de 2000 foi menor do que a dos hospitalizados após 2000 (40,1% *versus* 67,4%; p < 0,001) (Figuras 6 e 7).

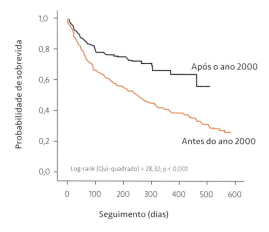

FIGURA 6 Curvas de estimativa de probabilidade de sobrevida de pacientes hospitalizados antes e após o ano 2000.[10]

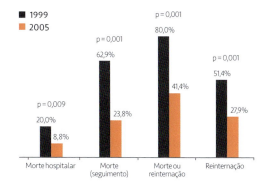

FIGURA 7 Comparação da mortalidade e das re-hospitalizações decorrentes de insuficiência cardíaca: as taxas foram maiores no período anterior ao ano 2000.[10]

Os preditores independentes de mortalidade na análise de regressão foram: etiologia chagásica (*hazard ratio*: 1,9; IC95%: 1,3-3,0); prescrição dos inibidores da enzima conversora da angiotensina (*hazard ratio*: 0,6; IC95%: 0,4-0,9); prescrição de betabloqueador (*hazard ratio*: 0,3; IC95%: 0,2-0,5); níveis de creatinina ≥ 1,4 mg/dL (*hazard ratio*: 2,0; IC95%: 1,3-3,0); e níveis de sódio sérico ≤ 135 mEq/L (*hazard ratio*: 1,8; IC95%: 1,2-2,7) (Figura 8).[10]

Vale lembrar que, nos pacientes com insuficiência cardíaca avançada, há elevado risco de morte caso sejam portadores de doença de Chagas (risco 2 vezes maior do que para portadores de outras etiologias), apresentem disfunção renal (chance 3 vezes maior) e sódio plasmático ≤ 135 mEq/L (risco 2 vezes maior).[10]

Por outro lado, esse estudo mostrou, em população não selecionada (mundo real), que a prescrição dos inibidores da enzima conversora da angiotensina reduziu a mortalidade em 40% e a prescrição dos betabloqueadores em 70% (Figura 9). Esses resultados são muito importantes, pois mostraram, em um estudo não randomizado e não controlado, que a prescrição dos bloqueadores neuro-hormonais modifica significativamente o prognóstico dos pacientes com insuficiência cardíaca, em especial os betabloqueadores.[10]

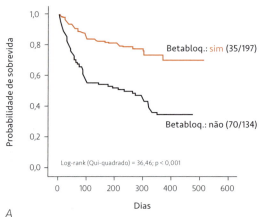

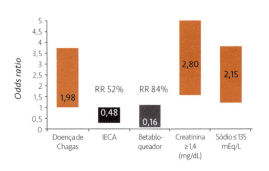

FIGURA 8 Fatores associados ao prognóstico de insuficiência cardíaca avançada (1999 a 2005). A probabilidade de morrer é aumentada se o paciente for portador de doença de Chagas, tiver creatinina ≥ 1,4 mg/dL e nível de sódio plasmático ≤ 135 mEq/L. A probabilidade de morrer é reduzida se o paciente for tratado com inibidor da enzima conversora da angiotensina (IECA) e betabloqueador.[10]

RR: redução relativa.

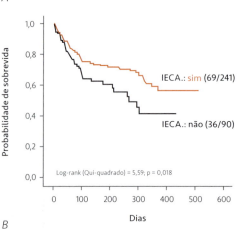

FIGURA 9 A prescrição de inibidores da enzima conversora da angiotensina (IECA) e dos betabloqueadores reduziram significativamente a mortalidade dos pacientes com insuficiência cardíaca avançada.[10]

Os pacientes que receberam as 2 medicações tiveram melhor evolução do que aqueles que receberam somente uma delas. Esses dados confirmam a importância de observar as diretrizes para o tratamento da insuficiência cardíaca baseadas em evidências (Figura 10).

Nesse estudo, os pacientes com insuficiência cardíaca avançada hospitalizados a partir do ano 2000 apresentaram melhora significativa na sobrevida e redução nas re-hospitalizações quando comparados com a população hospitalizada antes do ano 2000.[10]

Na análise de regressão multivariada, pôde-se verificar que essa redução na morbidade e mortalidade estava associada ao bloqueio neuro-hormonal, com inibidores da enzima conversora da angiotensina e betabloqueadores, que tiveram papel importante no aumento da sobrevida desses pacientes com insuficiência cardíaca avançada (ver Figuras 8, 9 e 10).[10]

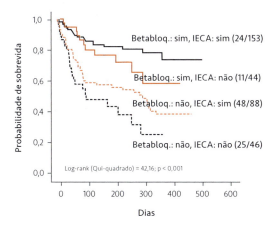

FIGURA 10 Pacientes tratados com inibidores da enzima conversora da angiotensina (IECA) e betabloqueadores tiveram menor mortalidade no seguimento de 1 ano.[10]

Nessa mesma linha de pesquisa, em novo estudo, analisou-se a sobrevida de pacientes, de maneira inversa, procurando-se identificar fatores prognósticos que estariam associados a menor mortalidade em um seguimento de 24 meses.[11]

Sempre estudando os pacientes internados para compensação, em nossa enfermaria de retaguarda do pronto-socorro, no Hospital Auxiliar de Cotoxó, foram selecionados 126 com insuficiência cardíaca que se encontravam em CF III ou IV, com idade média de 51,7 anos, sendo a maioria homem (73%), com fração de ejeção média de 0,36 e diâmetro diastólico do ventrículo esquerdo de 71,3 mm.

Foram avaliados os dados clínicos e de exames laboratoriais de rotina desses pacientes, de forma a se tornarem facilmente aplicáveis os resultados. Somente 25 (19,8%) deles sobreviveram mais de 24 meses após a alta hospitalar, confirmando a gravidade da insuficiência cardíaca e, em especial, dos pacientes internados no Hospital Auxiliar de Cotoxó.[11]

Foram comparados os dados dos sobreviventes com os dos que morreram antes de 24 meses. No grupo dos sobreviventes, encontraram-se níveis mais elevados do sódio sérico (138,3 mEq/L ±3,4 mEq/L *versus* 134,5 mEq/L ±5,8 mEq/L; p = 0,001), da pressão arterial sistólica (120,0 mmHg *versus* 96,7 mmHg; p = 0,003) e da fração de ejeção do ventrículo esquerdo (0,40 ±0,08 *versus* 0,34 ±0,09; p = 0,004), além de valores menores de ureia (59,8 mg/dL *versus* 76,3 mg/dL; p = 0,007), do tempo de protrombina (12,9 s *versus* 14,8 s; p = 0,001), do diâmetro diastólico do ventrículo esquerdo (67,8 mm ±5,5 mm *versus* 72,2 mm ±9,1 mm; p = 0,003) e do diâmetro do átrio esquerdo (47,7 mm *versus* 49,9 mm; p = 0,0003).

Houve mais sobreviventes entre os portadores de miocardiopatia idiopática e hipertensiva do que entre os portadores de miocardiopatia chagásica e isquêmica.[11]

Na análise multivariada, permaneceram como variáveis preditoras independentes de maior mortalidade: o diâmetro diastólico do ventrículo esquerdo > 78 mm (*hazard ratio* [HR] 1,95), os níveis de sódio sérico < 132 mEq/L (HR 2,30) e o tempo de protrombina > 14 s (HR 1,69).

O estudo nos mostrou que a insuficiência cardíaca avançada apresenta mau prognóstico, tendo maior probabilidade de sobreviver 2 anos aqueles com menor dilatação do ventrículo esquerdo (diâmetros inferiores a 78 mm), fração de ejeção média superior a 40%, menor intensidade de ativação do sistema renina-angiotensina (sódio maior que 132 mEq/L) e menor comprometimento renal (ureia menor que 60 mg/dL). Os pacientes com doença de Chagas e os com miocardiopatia isquêmica também evoluíram pior.[11]

Para verificar se esses marcadores haviam se modificado com os anos, fizemos uma avaliação dos pacientes hospitalizados no ano de 2014, desta vez incluindo todos aqueles internados para compensação, independentemente da fração de ejeção. Também buscamos analisar se os fatores prognósticos seriam semelhantes entre os pacientes que faleceram durante a hospitalização e os que tiveram alta.[12] Para isso, procuramos verificar se os fatores prognósticos identificados durante a internação difeririam daqueles analisados após a alta.[12]

Em 2014, foram internados no Hospital Auxiliar de Cotoxó 260 pacientes para compensação da insuficiência cardíaca. A maioria era composta de homens (55%), com idade média de 66 anos, 60% dos quais necessitaram de inotrópicos para compensação.

Cinquenta e seis (21,5%) pacientes morreram durante a internação e 36 (17,6%), no primeiro ano de seguimento.[12] Foram analisados os dados do exame clínico dos pacientes, os resultados dos exames de rotina e os dados do ecocardiograma a fim de identificar quais pacientes teriam pior prognóstico.

Verificamos, na avaliação prognóstica, que as variáveis diferiram quando comparamos as identificadas durante a hospitalização com aquelas observadas no seguimento (Figura 11).[12]

Estiveram associados à morte dos pacientes durante a hospitalização valores mais baixos da fração de ejeção do ventrículo esquerdo (24,2% *versus* 25,4%; p = 0,019), da hemoglobina (12,3 g/L *versus* 13,3 g/L; p = 0,004) e do HDL colesterol (30,5 mg/dL *versus* 38,3 mg/dL; p = 0,015), e valores mais elevados da pressão da artéria pulmonar (55,7 mmHg *versus* 50,1 mmHg; p = 0,035) e do diâmetro diastólico do ventrículo esquerdo (64,6 mm *versus* 61,4 mm; p = 0,043).

Nos pacientes que morreram no seguimento, continuaram sendo identificados a fração de ejeção e os níveis de hemoglobina mais baixos, somando-se a pressão arterial mais baixa na internação e a dose mais baixa de carvedilol prescrita na alta (26,4 mg/dia *versus* 36,0 mg/dia; p = 0,041).[12]

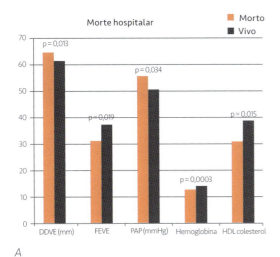

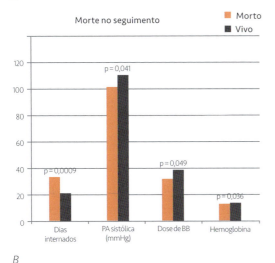

FIGURA 11 Fatores prognósticos na internação e após a alta.[12]

DDVE: diâmetro diastólico do ventrículo esquerdo; FEVE: fração de ejeção do ventrículo esquerdo; PAP: pressão da artéria pulmonar; HDL: colesterol de alta densidade; PA: pressão arterial; BB: betabloqueadores.

Em pacientes com insuficiência cardíaca avançada, hospitalizados para compensação, foram relacionados o comprometimento cardíaco mais acentuado e a maior intensidade de alterações metabólicas com o maior risco de morrer durante a internação. Esses mesmos fatores também foram relacionados ao maior risco de morte no seguimento. Constatamos que o tratamento com doses corretas de betabloqueador reduziu o risco de morrer durante o seguimento após a alta.[12]

Esse conjunto de estudos permitiu concluir que um importante marcador prognóstico, do ponto de vista clínico, é a pressão arterial sistólica baixa, menor que 90 mmHg, associada à necessidade de uso de inotrópicos (perfil C na classificação clínico-hemodinâmica). Nos exames laboratoriais clássicos, os pacientes com maior chance de morrer apresentam: níveis mais elevados de ureia e creatinina, níveis reduzidos de hemoglobina, mesmo sem anemia, e níveis mais baixos de sódio, de colesterol total e de HDL colesterol. Na avaliação ecocardiográfica, maior dilatação do ventrículo esquerdo e do átrio esquerdo, além de fração de ejeção reduzida, estiveram associadas a maior risco de morte durante a hospitalização e no seguimento.[12]

PRESSÃO ARTERIAL REDUZIDA

Os níveis de pressão dos pacientes hospitalizados com insuficiência cardíaca têm mostrado ser um importante marcador prognóstico. A pressão arterial reduzida está em geral associada a maior gravidade dos casos. Com maior frequência, esses pacientes recebem prescrição de inotrópicos e, no seguimento, a mortalidade é mais elevada.

Os pacientes com maior dano miocárdico não conseguem manter a pressão em níveis mais altos e, por apresentarem maior comprometimento cardíaco e sistêmico, evoluem pior. Essa pior evolução é mais frequentemente observada entre os pacientes que mantêm pressão sistólica em níveis inferiores a 100 mmHg, muitas vezes inferiores a 90 mmHg. Além de identificarem pacientes mais graves, esses níveis dificultam o tratamento, pois os medicamentos que modificam o prognóstico da insuficiência cardíaca – inibidores da enzima conversora da angiotensina, bloqueadores dos receptores da angiotensina, inibidor da neprilisina e dos receptores da angiotensina e os betabloqueadores – podem reduzir ainda mais a pressão, dificultando sua prescrição.

Em nossa enfermaria, no Hospital Auxiliar de Cotoxó, realizamos um estudo empregando a monitoração ambulatorial da pressão arterial (MAPA) na avaliação dos pacientes com insuficiência cardíaca descompensada, procurando verificar a relação entre as pressões obtidas na MAPA e o prognóstico dos pacientes internados.[13]

Foram estudados 38 pacientes com insuficiência cardíaca em CF IV. Correlacionaram-se os dados da MAPA com os de comprometimento cardíaco.

Onze (31,5%) pacientes morreram no seguimento. Não houve correlação entre a fração de ejeção (35,2% ±7,3%) e o diâmetro diastólico do ventrículo esquerdo (72,2 mm ±7,8 mm) e a sobrevida. A pressão arterial sistólica média de 24 horas (PAS 24), as pressões arteriais sistólicas medidas durante o dia e as pressões arteriais sistólicas noturnas foram mais elevadas nos pacientes que não morreram do que nos que morreram e foram estatisticamente preditoras da sobrevida (Figura 12). Os pacientes com PAS 24 ≥ 105 mmHg tiveram maior sobrevida (p = 0,002). Os pacientes que apresentaram descenso noturno

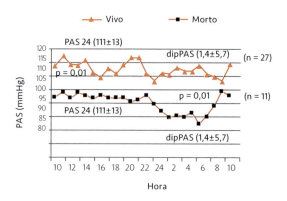

FIGURA 12   Os pacientes com pressão arterial sistólica < 105 mmHg, durante as 24 horas, apresentaram maior mortalidade.

PAS 24: pressão arterial sistólica média de 24 horas; dipPAS: descenso noturno da pressão arterial sistólica.

da pressão arterial diastólica ≤ 6 mmHg também tiveram maior sobrevida (p = 0,04). Na análise multivariada, a pressão arterial sistólica foi a única variável associada a pior prognóstico com *odds ratio* de 7,61 (IC95%: 1,56-37,04; p = 0,01). Os pacientes com pressão arterial sistólica média < 105 mmHg tiveram chance de morte 7,6 vezes maior do que os com pressão arterial sistólica ≥ 105 mmHg.

Pode-se concluir que a MAPA mostrou ser método útil na avaliação de pacientes com insuficiência cardíaca avançada, confirmando que níveis reduzidos da pressão arterial estiveram associados a maior mortalidade e pior prognóstico.

Esse estudo sinaliza novamente que, em população de pacientes com insuficiência cardíaca avançada e comprometimento acentuado do coração (fração de ejeção bastante reduzida), a fração de ejeção deixa de ser um marcador prognóstico para esse tipo de população com o prognóstico reservado. Esses dados indicam que, em populações de pacientes com insuficiência cardíaca avançada, devemos analisar outros fatores prognósticos para identificar, entre esses pacientes muitos graves, quais terão pior evolução.

REINTERNAÇÕES

Outro fator que identifica pacientes com maior risco de morte é a necessidade de internação e reinternações. Para avaliar se re-hospitalizações identificariam os pacientes com maior risco de morte, acompanhamos nossos pacientes internados no primeiro semestre de 2014, quando foram hospitalizados 132 indivíduos para compensação.[14]

A maioria desses pacientes era composta de homens (59,1%), sendo a idade média de 65,4 anos ±13,0 anos. A maior parte deles estava em tratamento para insuficiência cardíaca: 41,7% recebiam um inibidor da enzima conversora da angiotensina, 22,7% um bloqueador do receptor da angiotensina, 86,4% um betabloqueador, 56,1% espironolactona, 31,8% hidralazina e 29,5% um nitrato. Desses pacientes, 76 (57,6%) haviam passado pelo pronto atendimento (média de 3,3 ±2,4 vezes) no ano anterior àquela hospitalização. Quando comparamos os pacientes de primeira internação com aqueles que tiveram passagem anterior pelo hospital (pronto-socorro ou internação), não constatamos grandes diferenças nas características clínicas e laboratoriais basais (fração de ejeção do ventrículo esquerdo 32,5% ±13,5% versus 32,9% ±13,7%; p = 0,856). Não diferiram também quanto ao tratamento que vinham recebendo. A mortalidade hospitalar foi de 25,8%, não havendo diferença entre os pacientes internados pela primeira vez e aqueles com passagem anterior no pronto-socorro (67,6% versus 54,1%; p = 0,168). Entretanto, dos 98 pacientes que receberam alta e permaneceram em seguimento, 42 (42,9%) procuraram novamente o pronto-socorro, os quais tiveram um risco relativo de reinternação de 1,71 (IC95%: 1,07-2,73; p = 0,038). Dos pacientes em seguimento, aqueles que necessitaram de reinternação tiveram mortalidade mais elevada do que aqueles sem necessidade de voltar ao hospital: 65,4% versus 33,3%; p = 0,006 (Figura 13).[14]

Nossos achados confirmaram os dados da literatura, que mostram que os pacientes que reinternam são mais graves e evoluem pior do que aqueles que não reinternam.

Com esse estudo, pudemos concluir que a necessidade de reinternação hospitalar dos pacientes com insuficiência cardíaca para compensação está associada a pior prognóstico. A identificação e a prevenção dos fatores associados a reinternações podem melhorar o prognóstico desses pacientes.

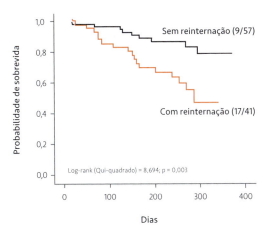

FIGURA 13 No seguimento, pacientes que reinternaram tiveram maior mortalidade do que os que não necessitaram de reinternações.[14]

Nos últimos anos, vários estudos têm abordado a importância das comorbidades na evolução dos pacientes com insuficiência cardíaca. A população vem envelhecendo, e as comorbidades se tornaram mais frequentes, o que dificulta e torna mais complexo o tratamento da insuficiência cardíaca.[15-21]

COMORBIDADES E PROGNÓSTICO NA INSUFICIÊNCIA CARDÍACA AVANÇADA

Diante da relevância das comorbidades no quadro clínico da insuficiência cardíaca, procuramos avaliar seu impacto na evolução dos pacientes com insuficiência cardíaca avançada internados no Hospital Auxiliar de Cotoxó. Pesquisamos a incidência de insuficiência renal, diabetes, doença pulmonar obstrutiva crônica, fibrilação atrial, infecções e hipotireoidismo.[15-20]

Foram estudados 260 pacientes, com idade média de 66,1 anos (±2,7), sendo 54,2% do sexo masculino. Os pacientes foram acompanhados durante a hospitalização e após a alta. O acompanhamento foi de 240,05 dias (IC95%: 219,52-260,57). A insuficiência renal esteve presente em 142 pacientes (54,6%), a doença pulmonar obstrutiva crônica (DPOC) em 34 pacientes (13,1%), o hipotireoidismo em 47 pacientes (18,1%), o *diabetes mellitus* em 95 pacientes (36,5%) e a fibrilação atrial em 119 pacientes (45,8%). Foram internados com infecção 119 pacientes (45,8%), 88 (33,8%) com diagnóstico de infecção pulmonar e 39 (15,0%) de infecção urinária.[16] Oito pacientes apresentaram infecções pulmonar e urinária concomitantemente.[17]

O tempo de internação médio foi de 28,6 dias. Durante a hospitalização, 56 pacientes (21,5%) morreram. Em 30 dias após a alta, 58 pacientes (28,43%) passaram no pronto-socorro e 28 (13,73%) necessitaram de nova internação.

Pudemos primeiro observar que em nossa enfermaria predominam pacientes com comorbidades, possivelmente uma característica dos pacientes encaminhados ao InCor, um hospital de referência em São Paulo.

Somente 15 (5,7%) pacientes não apresentaram nenhuma das comorbidades analisadas, os quais tiveram mortalidade semelhante à descrita na literatura, que é de 6,7%. Por sua vez, entre os pacientes com comorbidades, a mortalidade foi 3,9 vezes maior (22,4% *versus* 5,7%). A insuficiência renal foi a comorbidade mais frequente (54,6%), sendo também frequentes infecções (33,8%) e diabetes (36,5%) (Figura 14).[16]

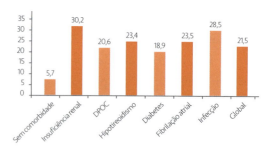

FIGURA 14 Comorbidades foram frequentes e pioraram o prognóstico dos pacientes com insuficiência cardíaca avançada. O gráfico mostra a mortalidade elevada na internação entre os pacientes com comorbidades.[16]

DPOC: doença pulmonar obstrutiva crônica.

A insuficiência renal e a infecção (pneumonia e/ou infecção urinária) estiveram associadas ao aumento de mortalidade durante a internação. Dos pacientes que morreram no hospital, 76,8% tinham insuficiência renal e 57,1% apresentavam infecção, contra 48,5% (p < 0,001) e 42,6% (p = 0,054), respectivamente, entre aqueles que tiveram alta.

Achado importante foi verificar que o comprometimento cardíaco dos pacientes sem comorbidade era maior do que o daqueles com comorbidade, pressão arterial sistólica mais baixa, fração de ejeção do ventrículo esquerdo menor (26,3% *versus* 35,9%; p = 0,001) e níveis de colesterol mais baixo (119 mg/dL *versus* 144 mg/dL). Isso mostrou que as comorbidades contribuíram para a descompensação cardíaca e que a maior mortalidade não esteve relacionada ao grau de comprometimento cardíaco.[16]

Nossos dados confirmaram que comorbidades agravam os quadros de insuficiência cardíaca e contribuem para a descompensação. Pacientes sem comorbidades que são internados por descompensação apresentam comprometimento cardíaco mais acentuado, explicando por que descompensaram e indicando que as comorbidades agravam os quadros de insuficiência cardíaca e levam a hospitalizações pacientes que provavelmente não seriam hospitalizados se não as tivessem.[16]

INSUFICIÊNCIA RENAL

A presença de insuficiência renal nos pacientes com insuficiência cardíaca esteve sempre associada a pior prognóstico, sendo identificada em cerca de 50% dos pacientes com insuficiência cardíaca avançada. Essa associação, em parte, decorre da dificuldade que se impõe aos médicos no tratamento da descompensação cardíaca, que, em muitos casos, não permite prescrever inibidores da enzima conversora da angiotensina e espironolactona e, ainda, reduz a resposta aos diuréticos, diminuindo, dessa forma, o efeito de medicamentos que modificam o prognóstico da insuficiência cardíaca e controlam a congestão (Figura 15).

Entre os pacientes que internam para compensação, é frequente a piora da função renal, quer pelo aumento da congestão venosa, sempre presente na descompensação, quer pela redução no débito cardíaco. Muitas vezes ela é transitória e melhora com a compensação cardíaca.[15]

Nesse estudo, procuramos verificar se a evolução dos pacientes seria diferente conforme a evolução da disfunção renal.

Foram estudados pacientes internados com insuficiência cardíaca descompensada e classe funcional IV.[15] Os pacientes que apresentavam piora da função renal (aumento > 0,3 mg/dL

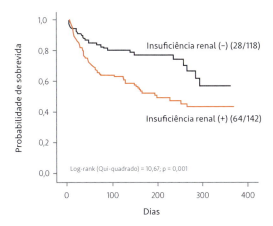

FIGURA 15 Os pacientes com insuficiência cardíaca e renal tiveram pior prognóstico e evoluíram com maior mortalidade.[15]

da creatinina de entrada) foram avaliados e, dentre eles, analisamos os que apresentaram melhora da função com a compensação, caracterizada por redução > 0,3 mg/dL do nível máximo de creatinina apresentado pelos pacientes do estudo. Foram empregados para análise os testes t de Student e o do Qui-quadrado. As estimativas de probabilidade de sobrevida foram feitas pelo método de Kaplan-Meier e comparadas pelo método de Log-rank. O risco relativo (IC95%) foi calculado pela regressão de Cox.

Foram incluídos 99 pacientes com idade média de 64,7 (±13) anos, dos quais 61,6% eram do sexo masculino e com fração de ejeção média de 30,2% (±12,2). Mais de 90% (90,9%) dos pacientes necessitaram de inotrópico para compensação. A piora da função renal ocorreu em 62 pacientes (62,6%).[15] Desses 62 pacientes com piora da função renal, 42 tiveram melhora da função renal e 16 (38,1%) morreram no seguimento. Dos 20 que não tiveram melhora, 18 (90%) morreram no seguimento (p < 0,001) (Figura 16).[15]

A disfunção renal está com frequência associada a pior evolução, mas verificamos nesse estudo que a melhora da função renal foi um marcador de bom prognóstico no paciente com insuficiência cardíaca avançada descompensada.[15]

INFECÇÃO

O agravamento da evolução dos pacientes na presença de comorbidades foi bem exemplificado pelos nossos casos com infecção.[17] Durante a internação, 26,9% dos pacientes com infecção morreram, versus 17% daqueles sem infecção (p = 0,05). Entretanto, após a alta, a mortalidade foi menor no grupo com infecção: 11,5% versus 22,2% (p = 0,046) (Figura 17).

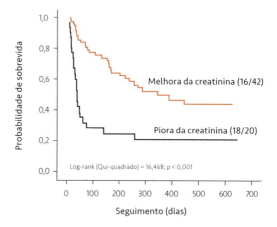

FIGURA 16 Pacientes com insuficiência renal que apresentaram melhora da função com o tratamento evoluíram melhor do que aqueles em que a função renal não melhorou.[15]

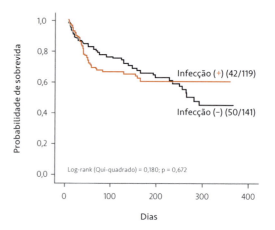

FIGURA 17 Os pacientes com infecção tiveram maior mortalidade durante a hospitalização do que os sem infecção e menor mortalidade após a alta.[17]

Na comparação das características clínicas dos pacientes com e sem infecção que analisamos, pudemos observar que os pacientes com infecção descompensaram com comprometimento ventricular menor do que aqueles sem infecção, sugerindo que a descompensação tenha decorrido da sobrecarga e de alterações sistêmicas que o quadro infeccioso promoveu, e não somente em virtude do grau de comprometimento cardíaco. Os pacientes com infecção apresentavam menor dilatação cardíaca do que os sem infecção: 60,6 mm (±10,1) *versus* 63,4 mm (±10,5) (p = 0,022). Após a alta, observamos melhor evolução dos pacientes com infecção. A mortalidade no seguimento daqueles com infecção foi de 11,5% contra 22,2% dos sem infecção (p = 0,046).[17] Essa menor mortalidade poderia ser decorrente do menor comprometimento cardíaco, fato que pode explicar a melhor evolução após a alta com o quadro infeccioso controlado. Esse resultado mostra que a infecção agravava os pacientes que, mesmo sem comprometimento cardíaco acentuado, descompensavam, apresentando, durante a internação, uma tendência de pior evolução. Nossos dados indicaram que a infecção desencadeia e piora a evolução dos pacientes com insuficiência cardíaca.[17]

A incidência de comorbidades varia muito conforme o tipo de hospital e a população estudada. Nossos resultados não diferem substancialmente daqueles descritos em revisões sobre o tema, sendo a incidência, no entanto, mais próxima das descritas em hospitais especializados.[15-20] A literatura mostra número elevado de pacientes com insuficiência cardíaca e comorbidades, com incidência variando de 74 a 81%. Em nossa enfermaria, retaguarda de nossa unidade de emergência, 94,2% dos pacientes apresentaram uma ou mais comorbidades.[16]

O tipo de comorbidade também varia muito conforme a população estudada. Fibrilação atrial tem frequência descrita variando de 17 a 48%, com média de 35%. A incidência aumenta com a gravidade e a intensidade da insuficiência cardíaca. Em nossa casuística envolvendo pacientes com insuficiência cardíaca avançada, a maioria necessitando de inotrópicos para compensação, a incidência de fibrilação atrial foi de 45,8%. Doença pulmonar obstrutiva crônica é descrita em 14 a 34% dos pacientes com insuficiência cardíaca, com média de 16%; em nossa casuística, foi de 13,1%. A insuficiência renal em coortes hospitalares é descrita em 35 a 49% dos casos; nesse aspecto, nossa casuística diferiu substancialmente, sendo a incidência de 54,6%. Ela também diferiu quanto à incidência de infecções, calculada em 45,8%, enquanto nos registros a frequência é menor. No registro OPTIMIZE, a infecção foi considerada fator desencadeante da insuficiência cardíaca em 15,3% dos casos.[15-20]

Muitos pacientes com insuficiência cardíaca apresentam mais de uma comorbidade, e a evolução será pior quanto mais comorbidades o paciente apresentar. Essa constatação foi observada em nossos pacientes com insuficiência renal e infecção, que tiveram pior evolução, confirmando os dados da literatura (Figura 18).[16,17]

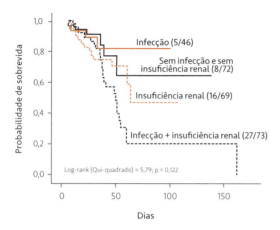

FIGURA 18 Pacientes com infecção e insuficiência renal concomitantes evoluíram pior do que aqueles com uma só comorbidade.[17]

ANEMIA

A anemia é outro achado clínico que costuma promover piora no prognóstico e acentuar as manifestações da insuficiência cardíaca.[18,19]

Descrita como uma comorbidade frequente nos pacientes com insuficiência cardíaca, a anemia há muito tempo é reconhecida como fator causal ou desencadeante dessa síndrome e é sempre investigada nesses casos, pois, quando acentuada, sua correção leva à compensação dos pacientes. No entanto, desde os trabalhos de Silverberg, no início deste século, identificou-se não ser necessário que ela seja muito intensa para que modifique a evolução dos pacientes com insuficiência cardíaca. Reduções discretas da hemoglobina de 1 ou 2 g/dL (hemoglobina sérica de 11 a 12 g/dL) já estão associadas à acentuação das manifestações clínicas e ao aumento das taxas de hospitalizações e de mortalidade.[18,19]

As causas de anemia parecem variar conforme a população estudada, mas deficiência nutricional (de ferro), presença de insuficiência renal e intensa atividade inflamatória sistêmica, achados usuais na insuficiência cardíaca, participam em diferentes intensidades da gênese da anemia.[18,19]

Não sabemos se a anemia é simplesmente um marcador de doença com manifestações mais acentuadas, de forma que o tratamento da insuficiência cardíaca por si só levaria à melhora ou ao desaparecimento da anemia, ou se ela é causa independente de alterações que intensificam a insuficiência cardíaca e seu tratamento melhoraria a evolução dos portadores da insuficiência cardíaca.[18]

Avaliando nossa experiência com casos de anemia, estudamos, prospectivamente, 263 admissões consecutivas, no período de janeiro de 2005 a outubro de 2006, de pacientes com insuficiência cardíaca avançada no Hospital Auxiliar de Cotoxó com fração de ejeção reduzida (fração de ejeção [FE] < 45%). Todos os pacientes se encontravam em classe funcional (CF) III ou IV da NYHA, a maioria em CF IV.

Os pacientes referidos ao nosso hospital usualmente apresentam formas avançadas de manifestação da insuficiência cardíaca, já que somente são admitidos aqueles em que o tratamento administrado na sala de emergência não promoveu melhora, aqueles com comprometimento cardíaco reconhecido como acentuado, aqueles com sinais de baixo débito ou choque cardiogênico e aqueles em franca anasarca.

Todos os pacientes foram avaliados clinicamente e submetidos à avaliação laboratorial, que incluía hemograma, hematócrito, dosagem de ureia, creatinina, sódio e potássio.

Os pacientes foram acompanhados durante a hospitalização e os exames, repetidos antes da alta. Os pacientes que tiveram alta foram acompanhados no ambulatório de nossa instituição.

Por meio dos registros no prontuário, observamos a evolução dos níveis de hemoglobina dos pacientes após a alta. Verificamos também se haviam sido reinternados ou morrido no seguimento. Se esses dados não eram encontrados no prontuário, o contato era feito por telefone, com o paciente ou seus familiares, para checagem das condições clínicas e possíveis intercorrências.

Dos 263 pacientes originalmente internados, 23 morreram durante a hospitalização, 69 não realizaram novo hemograma após a alta e 171 tiveram alta e realizaram um novo hemograma na evolução, constituindo a casuística desse estudo. Homens e mulheres eram considerados portadores de anemia se apresentassem níveis de hemoglobina inferiores a 12 g/dL. Os dados clínicos e laboratoriais dos pacientes com e sem anemia foram comparados, considerando-se 2 cenários: a presença de anemia na alta e na última avaliação. Cento e setenta e um pacientes tiveram alta hospitalar e foram acompanhados por pelo menos 1 ano.

A maioria dos pacientes era do sexo masculino, a fração de ejeção era bastante reduzida, os níveis de hemoglobina médios estavam normais e os níveis de ureia, creatinina e BNP estavam relativamente elevados. A maioria dos pacientes estava corretamente tratada, recebendo doses adequadas de inibidores da enzima conversora da angiotensina, betabloqueador, espironolactona, diuréticos e digoxina. Na alta, 65 (38,0%) pacientes apresentavam anemia (hemoglobina inferior a 12 g/dL) e 106 não apresentavam.[18]

Os pacientes com anemia eram mais velhos, tinham função renal mais comprometida, com níveis de ureia e creatinina mais elevados do que os sem anemia. Um percentual maior de mulheres apresentava anemia.

No seguimento, 37 (21,6%) pacientes permaneceram com anemia durante todo o período, 17 (9,9%) indivíduos deixaram de apresentar anemia no exame realizado no ambulatório e 32 (18,7%) pacientes que não apresentavam anemia na hospitalização passaram a apresentá-la no seguimento.

Os pacientes com anemia tiveram maior mortalidade, com risco 3,7 vezes maior de morrer, foram 2,1 mais vezes hospitalizados e necessitaram de 1,5 mais vez de uma consulta no pronto-socorro do que os pacientes sem anemia.[18]

Comparamos as características clínicas e laboratoriais dos pacientes conforme a evolução da anemia: aqueles em que ela persistiu durante todo o seguimento; aqueles em que ela apareceu no seguimento; e aqueles em que ela desapareceu no seguimento. Nessa análise não foram documentadas diferenças entre eles, excetuando-se os níveis de hemoglobina.[18]

A mortalidade dos que tiveram anemia foi significativamente maior do que a dos sem anemia (28,9% versus 7,8; p = 0,005) (Figura 19).

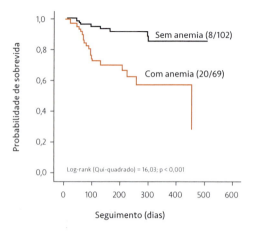

FIGURA 19 Os pacientes com anemia apresentaram mortalidade maior do que os sem anemia.[18]

No seguimento, a evolução dos pacientes diferiu conforme a persistência, aparecimento ou desaparecimento da anemia, sendo a taxa de mortalidade de 7,1%, 11,8%, 24,3% e 34,4%, respectivamente, para os que nunca apresentaram anemia, para os que a anemia regrediu, naqueles com anemia persistente e naqueles em que a anemia apareceu (Figura 20).

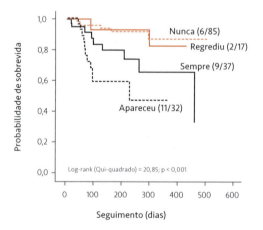

FIGURA 20 Curvas de sobrevida de acordo com a presença ou não de anemia na internação e no seguimento.[18]

Nossos resultados mostraram que a anemia foi um achado frequente entre os pacientes com insuficiência cardíaca avançada descompensada e que os pacientes que apresentaram anemia na alta ou após a alta evoluíram pior do que os sem anemia. Os pacientes com anemia após a alta necessitaram de mais consultas na emergência, foram mais hospitalizados e apresentaram menor sobrevida. Por outro lado, os pacientes em que a anemia regrediu tiveram evolução semelhante à dos que nunca apresentaram anemia durante o seguimento.

Nossos achados estão de acordo com o que vem sendo descrito na literatura, tanto nos ensaios clínicos como nos registros de pacientes com insuficiência cardíaca.[18,19] A identificação de anemia em 38,0% dos pacientes na alta do hospital e em 40,3% no ambulatório não diferiu da incidência descrita nos registros, mas foi maior do que a encontrada nos ensaios clínicos, nos quais os critérios de seleção podem ter excluído percentual expressivo de pacientes com anemia.[18,19]

Nossa casuística diferiu de todas as outras pela maior gravidade dos pacientes. Nessa população mais grave, a presença de anemia esteve associada à maior mortalidade e ao maior risco relativo de morte do que o descrito em populações não tão graves.[18,19]

Nos pacientes com anemia e deficiência de ferro durante a internação, prescreveu-se ferro endovenoso.

Nosso estudo mostrou que a anemia foi revertida em 26,1% dos pacientes com insuficiência cardíaca que compensaram, e sinalizou também que, em um certo período da evolução, 30,1% (dos sem anemia) passaram a apresentar anemia, documentando a forte relação entre anemia e insuficiência cardíaca. Além da observação de que nos pacientes com insuficiência cardíaca anêmicos a função renal era mais deteriorada, destacou-se também a importância da síndrome cardiorrenal e a interação de mais um elemento na relação entre insuficiência cardíaca e anemia: a insuficiência renal.

Em alguns pacientes ocorreu a melhora dos níveis de hemoglobina antes mesmo de um tratamento específico, fato que chama a atenção para a possibilidade de a anemia ser um epifenômeno na insuficiência cardíaca e sua presença ser apenas um sinal de que o paciente possui uma doença mais grave. Com a compensação da insuficiência cardíaca, os fatores causais da anemia, como a inflamação, a inapetência (redução da ingestão de ferro e vitaminas) e a redução da perfusão renal, melhoram, e a anemia pode desaparecer. Não podemos deixar de considerar que o tratamento da anemia, corrigindo-se a depleção de ferro, é importante para melhorar a evolução dos pacientes, como vem sendo mostrado em vários estudos.[18,19]

Nossos achados não permitiram concluir se a pior evolução dos pacientes anêmicos decorreu da presença da anemia ou se ela seria um marcador de maior comprometimento sistêmico do paciente, mas os dados indicam que a presença de anemia identifica um paciente com maior risco de evoluir pior e que a regressão da anemia está associada a melhor evolução, semelhante ao que acontece com os sem anemia.[18]

Os resultados parecem indicar que a presença de anemia vem sendo negligenciada como fator modificável da evolução dos pacientes com insuficiência cardíaca, uma vez que ela não vem sendo sistematicamente tratada. A falta de grandes estudos mostrando que o tratamento da anemia reduz a morbidade e a mortalidade dos pacientes com insuficiência cardíaca e anemia pode contribuir para essa conduta, o que reforça a importância de que estudos sejam realizados. A anemia deveria ser mais investigada, valorizada e, com base nos dados até agora publicados, mais bem tratada, pois, com o seu controle, descreve-se melhora na evolução dos pacientes.[18,19]

Não só a anemia deve ser investigada nos pacientes com insuficiência cardíaca, embora ela seja importante e agravante na evolução dos pacientes, mas pesquisas vêm mostrando que a deficiência de ferro por si só estaria associada a pior evolução desses pacientes, e que seria necessário não apenas avaliar o perfil de ferro nos casos com anemia, como também pesquisar deficiência de ferro em todos os pacientes com insuficiência cardíaca. A deficiência de ferro está presente em pacientes com ou sem anemia e está associada à piora dos sintomas da insuficiência cardíaca e, em especial, ao aumento das hospitalizações. A correção da deficiência de ferro modificaria a evolução dos pacientes. Vale ressaltar que a reposição com ferro oral não tem se mostrado eficaz no tratamento dessa deficiência, pois os pacientes não conseguem tomar a quantidade necessária para a sua correção. Por outro lado, estudos vêm mostrando que com ferro endovenoso a deficiência é corrigida mais eficazmente, promovendo melhora clínica documentável.

FIBRILAÇÃO ATRIAL

Os pacientes com insuficiência cardíaca apresentam, com frequência, fibrilação atrial e, em casos agudos, ela acentua o quadro clínico da síndrome e piora a evolução dos pacientes. Na forma crônica, essa piora nem sempre é encontrada. Os dados quanto à influência da fibrilação atrial no prognóstico da insuficiência cardíaca não são homogêneos, com alguns mostrando piora do quadro e outros mostrando não haver alteração do prognóstico. Avaliamos, em nossa casuística, se a presença de fibrilação atrial modificaria a evolução dos pacientes internados, no primeiro semestre de 2014, para compensação da insuficiência cardíaca.[16,20]

Em nossa enfermaria do Hospital Auxiliar de Cotoxó, foram internados, de janeiro a junho de 2014, 132 pacientes com insuficiência cardíaca descompensada. Eles tinham idade média de 65,4 anos ±13 anos, sendo a maioria homens (59,1%). A principal etiologia da cardiopatia foi a doença coronária (34,9%), seguida por miocardiopatia dilatada (30,3%) e miocardiopatia chagásica (22,7%). Oitenta e três (62,9%) pacientes apresentavam insuficiência renal; 43,2%, infecção (pulmonar ou urinária); 57,6% já haviam passado pelo pronto-socorro ou tinham sido anteriormente hospitalizados por insuficiência cardíaca; 69,7% necessitaram de dobutamina para compensação; e o tempo médio de hospitalização foi de 30,0 ±18,9 dias. Na comparação das variáveis, foram utilizados os testes U de Mann-Whitney, o teste do Qui-quadrado e o teste exato de Fisher.

A fibrilação atrial foi detectada em 61 (46,2%) pacientes, e 52,5% estavam com prescrição de anticoagulantes orais. Na análise das variáveis clínicas e laboratoriais, observou-se incidência maior da fibrilação atrial nos pacientes com doença de Chagas quando comparados àqueles portadores de miocardiopatia isquêmica ou dilatada idiopática (31,1% versus 15,5%; p = 0,032) e com aumento do diâmetro do átrio esquerdo (49,4 mm ±6,0 mm versus 46,6 mm ±6,7 mm; p = 0,005). Trinta e quatro pacientes (25,8%) morreram durante a hospitalização, sendo a mortalidade hospitalar semelhante nos pacientes com e sem fibrilação atrial (27,9% versus 23,9%; p = 0,607). Dos 98 pacientes que receberam alta e permaneceram em seguimento, não houve diferença na mortalidade dos pacientes com e sem fibrilação atrial (31,8% versus 22,2%; p = 0,285). Foi observada maior tendência de reinternação nos pacientes com fibrilação atrial (52,3% versus 33,3%; p = 0,059).[20]

Nossos dados estão concordes com a literatura, mostrando que pacientes com fibrilação atrial apresentam maior diâmetro do átrio esquerdo e que a evolução a longo prazo tende a ser pior. No entanto, como já descrito na literatura, em pacientes com fibrilação atrial crônica, a fibrilação atrial pode não estar associada a maior mortalidade (Figura 21).

Em nossa enfermaria, no Hospital Auxiliar de Cotoxó, a fibrilação atrial foi arritmia frequente, observada em quase metade dos pacientes (46,2%) (n = 61), dos quais a metade estava anticoagulada (52,5%). Os pacientes com fibrilação atrial apresentaram maior taxa de re-hospitalizações no seguimento, indicando que devem receber atenção especial dos cardiologistas.

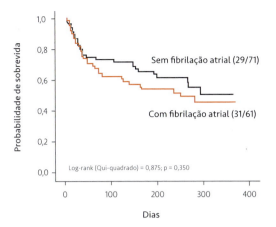

FIGURA 21 Os pacientes com insuficiência cardíaca descompensada e fibrilação atrial crônica internados tiveram evolução semelhante, quanto à mortalidade, àqueles em ritmo sinusal.[20]

DEPRESSÃO

Outra comorbidade frequente entre os pacientes com insuficiência cardíaca crônica é a depressão. Os deprimidos apresentam pior qualidade de vida e pior evolução quando comparados aos não deprimidos. Com frequência, não seguem as orientações como deveriam e, por isso, podem evoluir pior. No Hospital Auxiliar de Cotoxó, a dra. Vera, nossa psiquiatra, diagnosticou os casos de depressão e estudou a importância dessa condição no quadro clínico da IC.[21]

Foram estudados 43 pacientes com insuficiência cardíaca avançada, descompensada, internados para compensação. Todos tinham disfunção sistólica com fração de ejeção do ventrículo esquerdo < 40% e, na internação, foram submetidos à avaliação clínica e laboratorial, que incluía dosagem de BNP. Avaliou-se a depressão por meio da escala de Ham-D. Compararam-se os dados dos pacientes deprimidos com escore ≥ 18 (depressão maior) com os dos não deprimidos.

A depressão maior foi identificada em 24 (55,8%) pacientes. Os pacientes deprimidos não diferiram dos não deprimidos quanto a idade, sexo e função renal, mas apresentaram menor comprometimento cardíaco (FE = 23,4% ±7,2% *versus* 19,5% ±5,2%; p = 0,046) e valores mais elevados de BNP (2.582,8 pg/mL ±1.596,6 pg/mL *versus* 1.206,6 pg/mL ±587,0 pg/mL; p < 0,001).[21]

Nossos dados permitiram concluir que os pacientes com depressão maior apresentavam maior grau de congestão, caracterizado por níveis mais elevados de BNP, apesar de apresentarem grau de disfunção ventricular menor. As alterações fisiopatológicas relacionadas à depressão, com o aumento da estimulação neuro-hormonal e das citocinas circulantes, podem ter contribuído para a maior manifestação clínica, mesmo em presença de menor comprometimento cardíaco.[21]

Nossos resultados estão, em parte, de acordo com o descrito na literatura, mostrando que os pacientes deprimidos apresentam quadros mais acentuados de insuficiência cardíaca do que os não deprimidos. Essa manifestação mais acentuada explica por que os pacientes deprimidos evoluem pior.[21]

CAPÍTULO 4
Biomarcadores na insuficiência cardíaca avançada

DOSAGEM DE TROPONINA

As troponinas cardíacas são marcadores altamente sensíveis e específicos de lesão miocárdica. Quando detectadas na insuficiência cardíaca, estão associadas a pior prognóstico[22,23] e não são tão elevadas como nos casos de infarto. No Hospital Auxiliar de Cotoxó, realizamos um estudo que procurou avaliar se a dosagem de troponina auxiliaria a identificar quais pacientes teriam pior evolução.[22,23]

Foram estudados 70 pacientes com piora da insuficiência cardíaca crônica que necessitaram de hospitalização para compensação. Na admissão, o modelo de Cox foi utilizado para avaliar as variáveis capazes de predizer o desfecho composto por morte ou re-hospitalizações durante 1 ano, em razão de piora da insuficiência cardíaca.[22]

O seguimento foi completo em todos os pacientes com mediana de 262 dias (variação: de 3 a 393 dias). Durante o seguimento, 44 (62,9%) pacientes morreram, 36 (51,4%) foram re-hospitalizados por descompensação da insuficiência cardíaca, 56 (80,0%) tiveram desfechos compostos por morte ou re-hospitalização (evento clínico) e 2 (2,9%) foram submetidos a transplante cardíaco. A Figura 22 mostra a história natural da insuficiência cardíaca avançada em relação aos eventos analisados durante o seguimento, mostrando que, apesar do progresso da medicina, continua sendo uma doença grave cujos portadores apresentam altas taxas de reinternações e de mortalidade.

Os pacientes que apresentaram eventos clínicos eram mais hipotensos, tinham o ventrículo esquerdo mais dilatado, apresentavam níveis mais baixos de sódio sérico,

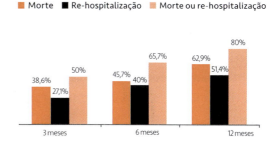

FIGURA 22 Os pacientes com insuficiência cardíaca continuam apresentando elevada taxa de hospitalizações e de mortalidade. Dados de 1999 do Hospital Auxiliar de Cotoxó.[22]

necessitaram frequentemente de administração de inotrópicos endovenosos (dobutamina) e tendiam a apresentar níveis mais elevados de troponina (*cardiac troponin T – cTnT*).[22] Esses marcadores de pior prognóstico foram identificados nos vários estudos realizados em nossa enfermaria e foram importantes na estratificação prognóstica dos pacientes com insuficiência cardíaca avançada.

Na análise multivariada, os preditores de eventos clínicos foram: cTnT (cTnT ≥ 0,100 ng/mL; *hazard ratio* 3,95; IC95%: 1,64-9,49; p = 0,002), diâmetro diastólico final do ventrículo esquerdo (diâmetro ≥ 70 mm; *hazard ratio* 1,92; IC95%: 1,06-3,47; p = 0,031) e sódio sérico (Na < 135 mEq/L; *hazard ratio* 1,79, IC95%: 1,02-3,15; p = 0,044). No seguimento, constatou-se que os pacientes com níveis elevados de troponina na internação evoluíram pior do que os com níveis mais baixos.[22]

Para melhor avaliar a relação entre a elevação da cTnT e o prognóstico na insuficiência cardíaca descompensada, os pacientes foram estratificados em 3 grupos: cTnT-baixo (cTnT ≤ 0,020 ng/mL, n = 22), cTnT-intermediário (cTnT > 0,020 e < 0,100 ng/mL, n = 36) e cTnT-alto (cTnT ≥ 0,100 ng/mL, n = 12).[22] As probabilidades de sobrevida e sobrevida livre de eventos foram: 54,2%, 31,5%, 16,7% (p = 0,020) e 36,4%, 11,5%, 8,3% (p = 0,005), respectivamente (Figura 23).

Esse estudo mostrou que níveis elevados de troponina foram detectados em aproximadamente 83% dos pacientes com insuficiência cardíaca avançada descompensada e foram preditores independentes de eventos clínicos a longo prazo. Também foi possível mostrar que o grau de elevação da cTnT foi útil na estratificação do prognóstico em 1 ano desses pacientes, em 3 grupos de risco, baseados nos níveis de cTnT: baixo (cTnT ≤ 0,020 ng/mL), intermediário (cTnT > 0,020 ng/mL e < 0,100 ng/mL) e alto (cTnT ≥ 0,100 ng/mL).[22]

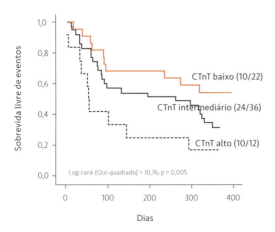

FIGURA 23 Níveis elevados de troponina apontaram os pacientes com maior risco de morrer no seguimento.[22]

O mecanismo pelo qual as troponinas são liberadas na insuficiência cardíaca não é ainda completamente compreendido; entretanto, existem vários fatores que podem explicar a detecção desses biomarcadores nessa situação clínica. O processo fisiopatológico responsável pela destruição do aparelho contrátil na progressão da insuficiência cardíaca para o estágio terminal pode ser responsável pela liberação das troponinas, envolvendo: remodelação ventricular, apoptose, disfunção endotelial, alterações na microcirculação coronária, episódios recorrentes de isquemia ou infarto. Além disso, o aumento da pré-carga e o encurtamento do tempo de perfusão diastólica, que são comumente observados nos pacientes com insuficiência cardíaca descompensada, facilitam a degradação da troponina I, o que provavelmente também pode ser válido para a cTnT. O estiramento dos cardiomiócitos, pelo aumento da pré-carga, e a ativação de proteases endógenas, levando à degradação da troponina I, parecem estar relacionados com a isquemia das camadas mais internas da parede do miocárdio.[22]

Observamos a presença de níveis aumentados de cTnT (> 0,01 ng/mL) em 16 dos 19 pacientes com IC de etiologia chagásica (84,2%), com 3 apresentando níveis de cTnT superiores a 0,100 ng/mL. Essa elevação pode ser decorrente do processo inflamatório crônico na cardiopatia chagásica, levando à lesão miocárdica e à liberação das troponinas.[22]

Assim, a detecção das troponinas na insuficiência cardíaca parece indicar a destruição contínua dos cardiomiócitos, com progressão da insuficiência cardíaca para o seu estágio final, o que consequentemente sinaliza um mau prognóstico.[22]

Esse estudo forneceu evidências de que elevações nos níveis de cTnT se associam a menor sobrevida e maior incidência de eventos na insuficiência cardíaca descompensada. Além disso, mostrou não somente a elevação da cTnT, mas também que o grau de elevação desse marcador permite a estratificação dos pacientes com insuficiência cardíaca descompensada em grupos de risco para apresentar eventos clínicos no seguimento.[22]

A utilização de biomarcadores de lesão miocárdica pode auxiliar os médicos a aprimorarem o julgamento clínico sobre condutas terapêuticas para o paciente com insuficiência cardíaca descompensada. Até que mais dados estejam disponíveis, os pacientes com descompensação da insuficiência cardíaca e elevação dos níveis de cTnT devem ser submetidos a investigações mais acuradas e ter seu tratamento mais bem acompanhado por constituírem grupo com risco maior de apresentar eventos clínicos (morte ou hospitalização) no seguimento.[22]

Para avaliar como se comportam os níveis de troponina durante o tratamento da insuficiência cardíaca, realizou-se um estudo com dosagem sequencial da substância.[23] Dados indicam que a alteração dos níveis de troponina poderia ser importante preditor da evolução dos pacientes.[23]

Para avaliar a relação entre a variação dos níveis de cTnT e o prognóstico, foram estudados 62 pacientes com insuficiência cardíaca avançada internados para compensação. A primeira dosagem de troponina foi realizada nos 4 primeiros dias de hospitalização (cTnT1), a segunda 7 dias após (cTnT2).

No seguimento dos pacientes, ocorreram 49 eventos clínicos (16 morreram, 10 foram re-hospitalizados e 23 re-hospitalizaram e morreram).

Foram preditores independentes dos eventos clínicos: cTnT1 > 0,020 ng/mL (p < 0,050), cTnT2 > 0,020 ng/mL (p < 0,050) e sódio sérico < 135 mEq/L (p < 0,050). Com base nos níveis de cTnT1 e cTnT2 > 0,020 ng/mL (+) ou ≤ 0,020 ng/mL (–), os pacientes foram divididos em 2 grupos: grupo 1 (cTnT1–, cTnT2– ou cTnT1+, cTnT2–) e grupo 2 (cTnT1–, cTnT2+ ou cTnT1+, cTnT2+).

Os pacientes do grupo 2 apresentaram maior mortalidade (45,0% *versus* 71,4%; p < 0,050), mais reinternações (35,0% *versus* 61,9%; p < 0,050) e maior número de eventos clínicos (55,0% *versus* 90,5%; p < 0,010) do que os pacientes do grupo 1 (Figura 24).[23]

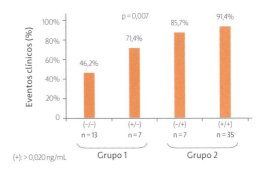

FIGURA 24 Os pacientes que mantiveram os níveis ou nos quais a troponina se elevou na evolução apresentaram mais eventos clínicos do que aqueles com níveis sempre baixos ou nos quais os níveis de troponina reduziram.[23]

A sobrevida do grupo em que os níveis de troponina permaneceram elevados ou se elevaram na segunda dosagem foi menor do que naqueles com níveis baixos ou naqueles em que houve redução na segunda dosagem (Figura 25).

Esses dados permitiram concluir que níveis persistentemente elevados de troponina, superiores a 0,020 ng/mL, foram preditivos de maior taxa de mortes e readmissões hospitalares após a alta.

Dessa forma, nossos trabalhos mostraram que o prognóstico é pior naqueles que internam com níveis elevados de troponina e também naqueles em que os níveis não caem com o tratamento ou aumentam durante a internação.[22,23] Dosar troponina auxilia a identificar quais pacientes evoluirão pior.

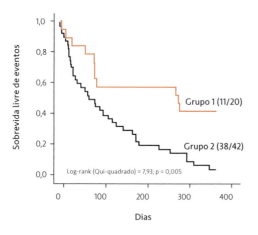

FIGURA 25 Os pacientes (grupo 2) que apresentaram elevação da troponina ou nos quais ela permaneceu elevada na segunda dosagem tiveram maior mortalidade.[23]

BNP

A dosagem de peptídeo natriurético tipo B (BNP) vem se mostrando útil não apenas no diagnóstico da descompensação cardíaca, como também na avaliação prognóstica.

No estudo de pacientes com insuficiência cardíaca avançada, internados para compensação no Hospital Auxiliar de Cotoxó, procuramos verificar se os níveis de BNP permitiriam identificar quais pacientes evoluiriam pior e se o BNP seria fator prognóstico independente de mortalidade, considerando-se idade, sexo, funções cardíaca e renal e etiologia da cardiopatia.[24]

Foram estudados 189 pacientes com insuficiência cardíaca avançada em classe funcional III/IV; todos tinham disfunção sistólica e tiveram dosados os níveis de BNP na hospitalização. As variáveis relacionadas com a mortalidade foram submetidas a análises univariada e multivariada.

A idade média dos pacientes foi de 58,8 anos, a maioria era do sexo masculino (57,7%), com fração de ejeção do ventrículo esquerdo média de 0,26, nível médio de BNP de 1.591,6 pg/dL, sendo 26,5% dos pacientes chagásicos, 25,9% portadores de cardiopatia isquêmica e 47,6% de cardiopatia não isquêmica.

Durante o estudo, 30 (15,9%) pacientes morreram durante a internação e 98 (51,9%) no primeiro ano de seguimento.[24] Os níveis de BNP foram mais elevados nos pacientes que morreram no primeiro ano de seguimento (1.861,9 pg/dL *versus* 1.408,1 pg/dL; p = 0,044) e nos chagásicos (1.985 pg/dL versus 1.452 pg/dL; p = 0,001), os quais tiveram maior mortalidade no primeiro ano de seguimento (56% versus 35%; p = 0,010). Pela curva ROC, o valor de BNP de 1.400 pg/dL foi o melhor preditor de eventos, estando os valores elevados associados à fração de ejeção do ventrículo esquerdo mais baixa (0,23 versus 0,28; p = 0,002) e ao maior grau de disfunção renal (ureia média 92 mg/dL versus 74,5 mg/dL; p = 0,002) (Figura 26).

Quando se compararam os dados dos pacientes portadores de doença de Chagas com os dos não chagásicos, observou-se que um percentual maior daqueles necessitou de drogas vasoativas para compensação e que a fração de ejeção era menor (26,6% versus 27,3%; p = 0,019) e os níveis de BNP mais elevados (1.985,0 pg/dL versus 1.452,9 pg/dL; p = 0,001). Esses pacientes tiveram pior evolução no primeiro ano de seguimento (mortalidade 56% versus 35,3%; p = 0,010), mas a mortalidade hospitalar não foi diferente entre os chagásicos e os não chagásicos.[6,24]

Na insuficiência cardíaca avançada, os níveis elevados de BNP identificam pacientes com maior risco de pior evolução. Os pacientes chagásicos apresentam níveis mais elevados de BNP do que as outras etiologias e têm pior evolução.[6,24]

Os dados mostram que os valores de BNP auxiliam na estratificação prognóstica dos pacientes com insuficiência cardíaca avançada descompensada. Os pacientes que, na internação, tiveram valores de BNP ≥ 1.400 pg/dL apresentaram maior mortalidade hospitalar no primeiro ano de seguimento. Dentre as variáveis estudadas, a dosagem de BNP foi a melhor preditora de eventos. Os pacientes com níveis mais elevados de BNP e que foram submetidos com maior frequência ao tratamento com inotrópicos apresentaram fração de ejeção mais comprometida e função renal mais deteriorada.[24]

Concluímos que, ao lado dos marcadores clínicos, a dosagem de BNP se mostrou um importante instrumento não subjetivo de identificação dos pacientes mais graves.[24] Os valores de BNP se elevam quando o paciente descompensa pela distensão dos ventrículos, e os níveis são tão mais altos quanto maior a distensão ventricular e, portanto, maiores a manifestação clínica e a intensidade da descompensação do paciente.[24] Vários estudos vêm mostrando que os níveis de BNP elevados identificam os pacientes com pior prognóstico.[24] Nosso estudo confirma esses achados. O estudo difere da maioria dos já publicados por analisar uma população com insuficiência cardíaca extremamente

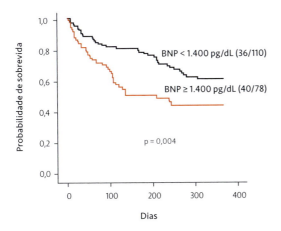

FIGURA 26 Pacientes com níveis de BNP superiores a 1.400 pg/dL na internação apresentaram pior evolução durante a hospitalização e após a alta.[24]

avançada, composta por pacientes, em sua maioria, que necessitaram de drogas vasoativas para compensação e que associadamente apresentavam disfunção renal, outro importante marcador prognóstico na IC descompensada.

Níveis elevados de BNP também permitiram caracterizar essa população como extremamente avançada, pois os níveis encontrados são muito mais elevados do que aqueles descritos nos estudos com dosagem de BNP em geral. Encontramos valores médios de 1.500 pg/dL. No estudo pioneiro de Maisel, o valor médio de BNP entre aqueles com diagnóstico de insuficiência cardíaca foi de 675 pg/dL. Na estratificação de acordo com a classe funcional (NYHA) III ou IV, o valor médio descrito foi de 900 pg/dL, valor bem inferior aos que encontramos nessa população.

No estudo Val-HeFT, com mais de 4.300 pacientes com insuficiência cardíaca crônica, os valores médios de BNP foram de 97 pg/dL, sendo naqueles em CF III/IV de 244 pg/dL.[6,24] No registro ADHERE, nos 48.629 pacientes hospitalizados por insuficiência cardíaca descompensada nos Estados Unidos, o valor médio de BNP foi de 840 pg/dL.[6,24] No registro ADHERE, os níveis mais elevados de BNP, à semelhança do que observamos, estiveram associados à maior mortalidade.[6,24] Os pacientes com níveis elevados de BNP apresentaram fração de ejeção mais comprometida, mostrando relação com maior comprometimento cardíaco.

Nosso estudo mostrou correlação entre BNP com valores acima de 1.400 pg/dL e pacientes que necessitam de maior atenção quanto à conduta, sendo fundamental a otimização correta do tratamento na tentativa de modificar a história natural da doença.[6,24]

Esse estudo mostra mais uma vez que os pacientes chagásicos têm pior evolução, com risco de morte 1,87 vez maior do que os não chagásicos.[6,24] A pior evolução dos chagásicos provavelmente decorre do maior comprometimento cardíaco e sistêmico, frequentemente encontrado na doença de Chagas.[6,24] No grupo estudado, pudemos observar que os chagásicos, apesar de mais jovens, necessitaram de um percentual maior de drogas vasoativas para compensar e tinham fração de ejeção menor, o que caracteriza maior comprometimento cardíaco e pior situação clínica e, consequentemente, maior dificuldade em responder ao tratamento usual sem o acréscimo de drogas vasoativas. Em consonância com a maior gravidade e pior evolução da população de portadores de doença de Chagas do estudo, os níveis de BNP apresentados por esses pacientes foram maiores do que os dos não chagásicos.[24]

Na insuficiência cardíaca avançada, os níveis de BNP mais elevados identificam pacientes com maior risco para pior evolução. Os pacientes internados com valores de BNP acima de 1.400 pg/dL constituem um grupo muito grave, com chance 2 vezes maior de morrer durante a internação e 1,56 vez maior de morrer no primeiro ano de seguimento do que aqueles com níveis mais baixos. A dosagem de BNP foi um excelente preditor prognóstico, com a vantagem de não se basear em dados subjetivos, além de ser de fácil obtenção. Ao serem identificados valores ≥ 1.400 pg/dL, deve-se considerar a possibilidade de otimizar mais intensamente o tratamento, uma vez que esses pacientes são aqueles com maior probabilidade de evoluírem mal, e somente o tratamento bem orientado pode modificar essa história natural.[6,24]

DOSAGEM SEQUENCIAL DE BNP

Procuramos também analisar se a evolução dos pacientes seria diferente com base nos níveis de BNP e se a dosagem seria de utilidade para estratificar o prognóstico desses pacientes. Assim, realizamos um estudo com o objetivo de avaliar o valor prognóstico da medida evolutiva do BNP em pacientes com insuficiência cardíaca descompensada.[24]

Estudou-se retrospectivamente 132 pacientes com insuficiência cardíaca avançada internados para compensação em nossa enfermaria do Hospital Auxiliar de Cotoxó no primeiro semestre de 2014. Desses pacientes, foram analisados 46, que tiveram os níveis de BNP detectados na admissão (BNP1) e antes da alta ou óbito (BNP2). A idade média dos pacientes foi de 61,7 ±15,0 anos, 60,6% dos pacientes eram homens, a fração de ejeção do ventrículo esquerdo média foi de 32,9% ±14,8% e 35 (76,1%) pacientes necessitaram de inotrópicos durante a hospitalização, cuja duração média foi de 35,5 dias ±17,2 dias. O seguimento médio foi de 268 dias. Nove pacientes (19,6%) morreram durante a hospitalização e a mortalidade total foi de 15 pacientes (32,6%).[24] Na comparação das variáveis, utilizaram-se o teste U de Mann--Whitney para as variáveis contínuas e o teste do Qui-quadrado ou exato de Fisher para as variáveis categóricas. A estimativa de sobrevida foi realizada pelo método de Kaplan-Meier.

A análise dos dados mostrou que os níveis de BNP1 foram semelhantes em relação à mortalidade hospitalar (1.419,1 pg/dL ±1.167,9 pg/dL versus 1.419,5 pg/dL ±1.157,1 pg/dL; p = 0,807); entretanto, a medida evolutiva mostrou níveis mais elevados de BNP2 nos pacientes que morreram durante a hospitalização (2.724,9 pg/dL ±2.384,8 pg/dL versus 750,8 pg/dL ±840,7 pg/dL; p = 0,003). Utilizando-se a curva ROC, foi detectado um valor de corte de BNP2 ≥ 950 pg/dL para predição do risco de morte. Os pacientes com BNP2 ≥ 950 pg/dL apresentaram maior mortalidade hospitalar (53,8% versus 6,1%; p < 0,001) e maior mortalidade total (62,5% versus 21,2%; p = 0,014). Com base na medida evolutiva de BNP, os pacientes foram divididos em 2 grupos: G1 (n = 32; BNP1 > BNP2) e G2 (n = 14; BNP1 ≤ BNP2). Os pacientes que mantiveram níveis persistentemente elevados de BNP (G2) apresentaram maior mortalidade hospitalar (42,9% versus 9,4%; p = 0,015).[24]

Nossos dados mostraram claramente que níveis elevados de BNP são prognósticos, identificando pacientes com maior risco de morrer durante a hospitalização e no seguimento. A persistência de níveis elevados de BNP foi outro marcador importante de mau prognóstico, possivelmente indicativo de ausência de resposta ao tratamento instituído, pela maior gravidade da insuficiência cardíaca, o que está associado a maior mortalidade (Figura 27).[24]

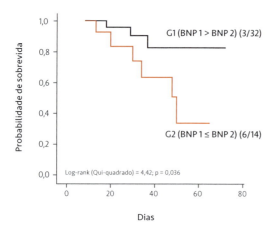

FIGURA 27 Os pacientes que persistiram com níveis de BNP elevados tiveram mortalidade maior do que aqueles em que os níveis reduziram.

DOSAGEM DE NT-PROBNP

Com a disponibilidade de realizar a dosagem de NT-proBNP no InCor, resolvemos empregá-la para avaliar sua aplicabilidade e nos acostumar com seus valores, que são diferentes daqueles do BNP.

Dessa forma, dosou-se o NT-proBNP em pacientes com insuficiência cardíaca avançada internados em nossa enfermaria do Hospital Auxiliar de Cotoxó, a fim de verificar se esse marcador seria de auxílio na predição do prognóstico desses pacientes com insuficiência cardíaca avançada.[25]

Foram estudados 105 pacientes: 33 (32,0%) do ambulatório e 70 (67,9%) em classe funcional III/IV, hospitalizados para compensação cardíaca, com média de idade de 52,4 anos, sendo 66,6% homens. Todos tinham disfunção sistólica do ventrículo esquerdo, sendo a fração de ejeção do ventrículo esquerdo média de 0,29. Em todos, dosou-se o NT-proBNP e eles foram acompanhados por um período de 2 a 91 dias (média de 77 dias).

Durante o período de seguimento, 22 pacientes (20,9%) morreram. O NT-proBNP médio dos pacientes vivos foi de 6.443,67 pg/mol ±6.071,62 pg/mol, e dos que morreram foi de 14.609,66 pg/mol ±12.165,15 pg/mol (p = 0,001). A curva ROC determinou um nível de corte de 6.000 pg/mol, com sensibilidade de 77,3% (área da curva de 0,74) para identificar pacientes com risco de morte. A curva de sobrevida para valores abaixo e acima de 6.000 pg/mol diferiu significativamente (p = 0,002); pacientes com valores abaixo de 6.000 pg/mol apresentaram sobrevida de 90,2% em 90 dias, enquanto pacientes com valores superiores, sobrevida de 66,6% (Figura 28).

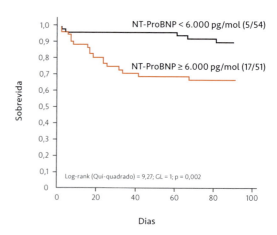

FIGURA 28 Os pacientes com insuficiência cardíaca com dosagem de NT-proBNP superior a 6.000 pg/mol evoluíram pior do que aqueles com níveis menos elevados.[25]

Os pacientes com insuficiência cardíaca avançada, especialmente os internados para compensação, apresentaram valores muito aumentados de NT-proBNP, sendo 2 vezes mais elevados entre os que morreram no seguimento. Valores acima de 6.000 pg/mol identificam os pacientes com alta probabilidade de morrer em 90 dias após a alta hospitalar.[25]

No Hospital Auxiliar de Cotoxó, o diagnóstico de insuficiência cardíaca era realizado na maioria dos casos com base na história e no exame clínicos. Em casos de dúvida, a dosagem de BNP ou NT-proBNP mostrou-se de grande auxílio.

A dosagem de BNP mostrou-se de importância tanto na avaliação prognóstica, identificando pacientes que evoluiriam pior, como na alta, para identificar pacientes que descompensariam precocemente. Dar alta para pacientes com BNP elevado, acima de 1.400 ng/dL,[24] ou NT-proBNP acima de 6.000 pg/mol[25] associou-se com maior risco de morte no seguimento ou possibilitou a identificação de pacientes com alta probabilidade de reinternação precoce. Nos casos em que foram detectados níveis bastante elevados dos peptídeos, optou-se por mantê-los internados por mais alguns dias para otimizar sua compensação cardíaca e evitar uma reinternação precoce.[24,25]

TROPONINA I E BNP NA ESTRATIFICAÇÃO DE RISCO DE PACIENTES COM INSUFICIÊNCIA CARDÍACA DESCOMPENSADA

Estudos prévios apontaram associação de níveis elevados de troponinas cardíacas e de BNP com pior prognóstico na insuficiência cardíaca descompensada. Realizamos um estudo para avaliar a combinação de troponina cardíaca I (TnI) e BNP na estratificação do risco de morte de pacientes hospitalizados por insuficiência cardíaca avançada descompensada.[26]

Foram estudados retrospectivamente 132 pacientes internados por insuficiência cardíaca descompensada de janeiro a junho de 2014. Na admissão, a TnI foi analisada em 101 pacientes (média: 0,112 ng/mL ±0,219 ng/mL), o BNP, em 87 pacientes (média: 1.426,5 pg/dL ±1.268,6 pg/dL), e 66 pacientes (50,0%) tiveram as amostras de TnI e BNP analisadas na admissão hospitalar, constituindo a população desse estudo. Na comparação das variáveis, utilizaram-se os testes U de Mann-Whitney para as variáveis contínuas e o teste do Qui-quadrado ou exato de Fisher para as variáveis categóricas. A estimativa de sobrevida foi avaliada pelo método de Kaplan-Meier.

A idade média da população estudada foi de 66,4 anos ±12,0 anos, 60,6% dos pacientes eram homens, a fração de ejeção do ventrículo esquerdo média foi de 34,8% ±14,8%, e 47 (71,2%) pacientes necessitaram do uso de inotrópicos durante a hospitalização. A duração média da hospitalização foi de 29,2 dias ±16,3 dias. A duração média do seguimento foi de 242 dias.[26]

Dezessete pacientes (25,8%) morreram durante a hospitalização e 10 (15,2%), durante o seguimento. Não houve diferença na concentração de TnI (0,219 ng/mL ±0,345 ng/mL *versus* 0,102 ng/mL ±0,221 ng/mL; p = 0,344) e de BNP (1.763,3 pg/dL ±1.674,4 pg/dL *versus* 1.231,5 pg/dL ±1.130,9 pg/dL; p = 0,215) na admissão com relação à mortalidade hospitalar. Utilizamos a curva ROC para estimar pontos de corte para a TnI (≥ 0,10 ng/mL = TnI+) e para o BNP (≥ 840 pg/dL = BNP+), para predição do risco de morte hospitalar.

Os pacientes com TnI+ e BNP+ apresentaram aumento significativo da mortalidade hospitalar (Figura 27). Os pacientes foram estratificados em 3 grupos com relação ao número de biomarcadores positivos (TnI, BNP): 0 (TnI- e BNP-, n = 25), 1 (BNP+ ou TnI+, n = 27) e 2 (BNP+ e TnI+, n = 14). Observou-se aumento progressivo da mortalidade hospitalar com maior número de biomarcadores positivos na admissão, respectivamente: 12,0%, 25,9%, 50,0% (p = 0,034) (Figura 29).

A elevação de TnI e/ou BNP na admissão de pacientes com insuficiência cardíaca descompensada foi indicativa de pior prognóstico, permitindo a estratificação do risco de morte hospitalar.

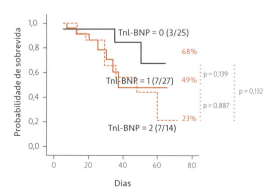

FIGURA 29 Os pacientes que apresentavam elevação dos biomarcadores durante a internação, apesar do tratamento, apresentaram mortalidade hospitalar maior do que aqueles que tiveram esses valores reduzidos, sendo a evolução pior naqueles que tiveram elevação dos 2 biomarcadores.

Tanto a dosagem de BNP como de troponina permite estratificar o prognóstico dos pacientes com insuficiência cardíaca, e a associação dos 2 biomarcadores estratificou ainda melhor esse prognóstico.[26]

TNF-ALFA, INTERLEUCINA-6 E NORADRENALINA

A insuficiência cardíaca é a fase final comum de todas as cardiopatias. A sua fisiopatologia é complexa e hoje se reconhece que vários fatores estão envolvidos na sua gênese e na sua progressão.[27]

Na era dos grandes *trials*, a insuficiência cardíaca passou a ser reconhecida como uma situação com elevação neuro-hormonal. Evidências mostraram cabalmente que quanto maior a estimulação neuro-hormonal, pior a evolução e maior a mortalidade. O bloqueio neuro-hormonal com os inibidores da enzima conversora da angiotensina, espironolactona e betabloqueadores melhora a evolução dos pacientes.

Há também um aumento das citocinas pró-inflamatórias, que têm suas implicações fisiopatológicas e influenciam no prognóstico. Nos diversos quadros de insuficiência cardíaca, não há elevação de todas as citocinas, e o momento da elevação parece também diferir conforme a citocina analisada. Os dados da literatura documentam haver uma relação entre a gravidade dos sintomas e os níveis da interleucina-6 (IL-6) e do fator de necrose tumoral-alfa (TNF-alfa), e são controversos quanto à sua relação com o prognóstico, com autores considerando-os fatores prognósticos e outros não. O seu papel fisiopatológico na evolução da insuficiência cardíaca também não está bem definido.

Realizamos um estudo no Hospital Auxiliar de Cotoxó com o intuito de observar o comportamento da IL-6 e do TNF-alfa nos portadores de insuficiência cardíaca em fase avançada e a existência de uma correlação com a situação clínica dos pacientes, com o grau de comprometimento cardíaco e com a estimulação neuro-hormonal. Além disso, avaliamos se os níveis das citocinas permitiriam prever a evolução desses pacientes. Estudamos também os níveis de noradrenalina.[27]

Foram estudados 49 pacientes consecutivos com insuficiência cardíaca avançada, idade média de 53,3 anos, sendo 35 homens, com fração de ejeção do ventrículo esquerdo ≤ 0,45. As amostras de sangue para as dosagens de IL-6, TNF-alfa e noradrenalina foram obtidas nas primeiras 24 horas da admissão, bem como história clínica, exame físico, eletrocardiograma, radiografia de tórax, ecocardiograma e outros exames laboratoriais. De cada paciente, registraram-se diariamente o peso, o volume urinário, sinais e sintomas de insuficiência cardíaca, alta ou óbito.[26] Os níveis de noradrenalina plasmática foram utilizados para determinar o grau de ativação simpática e confirmar a gravidade da insuficiência cardíaca.

Hipotensão esteve presente em 29 pacientes (59,2%), a fração de ejeção do ventrículo esquerdo média foi de 0,33 ±0,06, os níveis de noradrenalina variaram de 190 pg/mL a 2.854 pg/mL (média de 864,1 pg/mL ±591,0 pg/mL) e a mortalidade hospitalar foi de 32,6% (n = 16). A IL-6 e o TNF-alfa não foram diferentes nos pacientes com e sem hipotensão e não houve associação entre o nível dessas citocinas e a função ventricular ou permanência hospitalar. A IL-6 elevada associou-se com o grau de ativação simpática, sendo maior nos pacientes com níveis de noradrenalina ≥ 700,0 pg/mL (p = 0,006) (Figura 30). Os níveis elevados de TNF-alfa associaram-se com maior chance de morte (p = 0,01) (Tabela 1).

Nos pacientes com TNF-alfa ≥ 8,0 pg/mL, o risco de morte foi 3,8 vezes maior (IC95%: 1,0-14,0). Os níveis de noradrenalina foram mais elevados nos pacientes que morreram (p = 0,048), comprovando a grande ativação simpática e sua relação com a pior evolução. Níveis de noradrenalina ≥ 700,0 pg/mL indicaram risco de morrer 5 vezes maior (IC95%: 1,3-19,5) (ver Figura 30).[27]

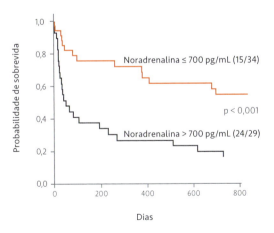

FIGURA 30 Pacientes com insuficiência cardíaca avançada com níveis de noradrenalina superiores a 700 pg/mL tiveram elevada mortalidade.[27]

TABELA 1. Correlação entre níveis de noradrenalina e de marcadores inflamatórios e o risco de morte.

	Noradrenalina ≥ 700 (pg/mL)			Morte		
	Sim	Não		Sim	Não	
	(n = 23)	(n = 23)	p	(n = 16)	(n = 33)	p
IL-6 (pg/mL)	16,9 ±14,3	8,6 ±5,9	0,006	14,9 ±16,4	11,3 ±7,9	0,335
TNF-alfa (pg/mL)	13,6 ±17,2	12,3 ±14,5	0,419	21,1 ±23,2	8,6 ±7,0	0,010

Concluímos que os níveis de IL-6 e TNF-alfa não guardaram relação com o quadro hemodinâmico ou com o tempo de permanência hospitalar dos pacientes com descompensação cardíaca. A IL-6 elevada, entretanto, associou-se com o nível de ativação simpática e com a mortalidade. Os pacientes com níveis mais elevados de TNF-alfa e de noradrenalina tiveram maior mortalidade[27] (Figura 31).

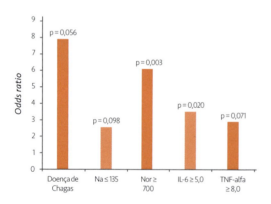

Multivariada: Nor ≥ 700 OD = 8,25; doença de Chagas OD = 13,26

FIGURA 31 Fatores prognósticos na insuficiência cardíaca avançada, em que pacientes com IL-6 e TNF-alfa elevados tiveram maior mortalidade.[27]

Na: sódio; Nor: noradrenalina; IL-6: interleucina-6; TNF-alfa: fator de necrose tumoral-alfa; OD: *odds ratio*.

INSUFICIÊNCIA CARDÍACA COM FRAÇÃO DE EJEÇÃO PRESERVADA

O prognóstico da insuficiência cardíaca com fração de ejeção preservada (ICFEP) vem sendo estudado ainda com certa controvérsia. Há estudos indicando apresentar melhor prognóstico; outros mostram prognóstico semelhante ao da insuficiência cardíaca com fração de ejeção reduzida (ICFER). Em nossa casuística, comparamos os 2 grupos (ICFEP *versus* ICFER) quanto às características clínicas e prognósticas.

Em 2014, foram hospitalizados para compensação 260 pacientes. A maioria era composta de homens (55%), sendo a idade média de 66 anos. A análise desses pacientes mostrou mortalidade de 21,1% durante a internação e de 40% no seguimento de primeiro ano. Após a alta, 64,8% dos pacientes foram reinternados no primeiro ano de seguimento.[28]

Detectamos que 59 (22,7%) pacientes tinham fração de ejeção preservada (fração de ejeção do ventrículo esquerdo > 50%) e 201 (77,3%), fração de ejeção reduzida ou intermediária (fração de ejeção do ventrículo esquerdo < 50%). Comparados os 2 grupos, observamos que os pacientes com ICFEP eram mais velhos (72 anos *versus* 64 anos; p < 0,001), predominantemente mulheres (69,5% *versus* 38,8%), internaram com pressão arterial menos alterada (121/71 mmHg *versus* 99/64 mmHg; p < 0,001), níveis de BNP menos elevados (812 pg/dL *versus* 1.669 pg/dL; p = 0,002) e apresentaram menor mortalidade durante a internação para compensação (10,2% *versus* 25,4%), bem como no seguimento do primeiro ano (33,9% *versus* 44,7%) (Figura 32). O percentual de pacientes hospitalizados após a alta foi semelhante nos 2 grupos (67,9% *versus* 68%).

Em nosso hospital no ano de 2014, a incidência de pacientes com insuficiência cardíaca com fração de ejeção preservada foi menor do que a dos com fração de ejeção reduzida (< 50%), sua evolução foi melhor, com menor mortalidade intra-hospitalar e no seguimento. As descompensações após a alta foram semelhantes nos 2 grupos. Os dados da avaliação desses pacientes mostraram uma menor intensidade das manifestações clínicas, o que pode explicar sua melhor evolução.

FREQUÊNCIA CARDÍACA – O BIOMARCADOR MAIS ECONÔMICO

Nesta era da tecnologia e das grandes novidades, os biomarcadores vêm sendo investigados e surgem novos a cada dia. Vêm se mostrando importantes para a estratificação prognóstica dos pacientes, auxiliando na orientação terapêutica.

No entanto, temos utilizado pouco um biomarcador de comprovada eficácia na avaliação prognóstica e na orientação do tratamento de pacientes com insuficiência cardíaca: a simples avaliação da frequência cardíaca (Figura 33). A frequência cardíaca acima de 70 bpm está associada a maior mortalidade em pacientes com fração de ejeção inferior a 35% e em pacientes em ritmo sinusal.

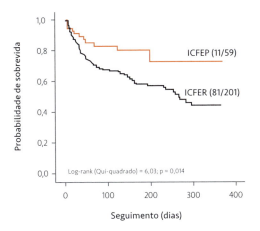

FIGURA 32 Os pacientes com insuficiência cardíaca e fração de ejeção preservada (ICFEP) (> 50%) apresentaram menor mortalidade do que os com fração de ejeção do ventrículo esquerdo reduzida (ICFER) (< 50%).[28]

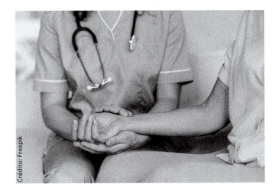

FIGURA 33 A frequência cardíaca elevada é marcador de pior prognóstico.

A frequência cardíaca elevada é conhecida como causadora de insuficiência cardíaca ou de seu agravamento, na conhecida taquimiocardiopatia, quando a frequência cardíaca superior a 100 bpm pode provocar ou desencadear a insuficiência cardíaca. No entanto, novos estudos, como o SHIFT, mostraram que frequências cardíacas não tão elevadas, acima de 70 bpm, estão associadas ao aumento de mortalidade. Inúmeros estudos documentaram que a sua redução melhora o prognóstico, diminuindo a morbidade e a mortalidade.

Há necessidade de se reduzir a inércia dos médicos na avaliação. Muitos identificam pacientes com frequência cardíaca acima de 70 bpm, mas nem todos tomam a iniciativa de mudar a conduta, sempre encontrando uma desculpa para a frequência cardíaca elevada e deixando para as próximas avaliações uma eventual mudança de tratamento.

Em nossa experiência, 1/3 dos pacientes recebendo doses próximas à dose-alvo de carvedilol apresentava frequência cardíaca acima de 70 bpm e tinha indicação para receber ivabradina (dose média de carvedilol: 49,3 mg/dia) (Figura 34).[29]

Em pacientes com frequência cardíaca acima de 70 bpm, deve-se rever a dose do betabloqueador e aumentá-la se ela não tiver atingido a dose-alvo; e naqueles já com dose-alvo,

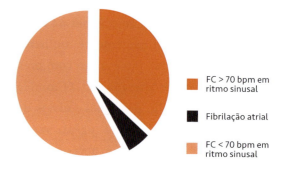

FIGURA 34 Um terço dos pacientes tratados no consultório apresentava ritmo sinusal e tinha frequência cardíaca (FC) acima de 70 bpm.[29]

devemos prescrever a ivabradina, pois, como já referido, o controle da frequência cardíaca melhora substancialmente o prognóstico.

Nos pacientes com fibrilação atrial, também é importante controlar a frequência cardíaca. O estudo RACE II, no entanto, mostrou que a frequência cardíaca que promoveu a melhor evolução dos pacientes foi aquela entre 80 e 90 bpm. Havendo frequência cardíaca elevada na presença de fibrilação atrial, o aumento da dose do betabloqueador deve ser considerado; naqueles com dose correta do betabloqueador, é preciso avaliar a associação com digoxina.

O importante é o controle da frequência cardíaca, pois sua elevação, mesmo que não excessiva, associa-se a pior prognóstico.

CAPÍTULO 5
Hora da morte dos pacientes com insuficiência cardíaca

Abordamos, nos capítulos anteriores, os determinantes ou fatores preditores da morte em pacientes com insuficiência cardíaca avançada. Neste capítulo, apresentamos o estudo que analisou a hora da morte dos pacientes hospitalizados para compensação em nossa enfermaria.[30,31]

Sabe-se que pacientes cardiopatas apresentam, com certa frequência, complicações cardiovasculares, muitas delas desencadeadas por estímulos externos, como esforço físico ou estresse. Contudo, em muitos casos, essas complicações podem ser desencadeadas por alterações próprias do ritmo circadiano.[30,31]

O ritmo circadiano modulando a atividade neuro-hormonal vem sendo reconhecido como um fator responsável pelo aumento de eventos em determinados horários do dia. Está bem determinado o papel da atividade circadiana no aumento do número de quadros de síndrome coronária aguda no período da manhã. Cerca de 30% dos infartos ocorrem entre 6 horas e meio-dia.[30,31]

Na insuficiência cardíaca, a atividade neuro-hormonal tem importante papel fisiopatológico.

No acompanhamento de pacientes internados na enfermaria do Hospital Auxiliar de Cotoxó, avaliou-se se a atividade circadiana influenciava no surgimento de eventos em pacientes com insuficiência cardíaca, hospitalizados para compensação. Nesse estudo, verificou-se a hora da morte dos pacientes que morreram durante a internação.

Avaliou-se, prospectivamente, a hora da morte de 508 pacientes com insuficiência cardíaca avançada internados para compensação cardíaca no período entre janeiro de 1994 e janeiro de 2000.[30]

A idade média dos pacientes foi 59 anos e a maioria era homem. Houve distribuição semelhante de casos quanto à etiologia, com cerca de 20% sendo portadores de doença de Chagas, cardiopatia isquêmica e idiopática, sendo a isquêmica mais prevalente. Os pacientes estavam em tratamento com digoxina, diuréticos (furosemida, hidroclorotiazida e inibidores da enzima conversora da angiotensina), e a maioria necessitou de drogas vasoativas para compensação.

Na Figura 35, apresentamos de forma gráfica a hora da morte dos pacientes. Na análise global, houve maior prevalência de mortes no período da manhã, entre 5h e 7h.[30]

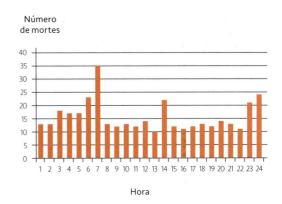

FIGURA 35 Gráfico da hora da morte dos pacientes com insuficiência cardíaca.[30]

Na análise das diferenças entre os sexos, observa-se que as mulheres eram mais jovens e apresentavam fração de ejeção mais elevada do que os homens. A média das idades foi 57 anos ±15,9 anos para os homens e 62 anos ±17,3 anos para as mulheres. A fração de ejeção nas mulheres foi 0,43 ±0,11 e nos homens, 0,32 ±0,10.

Nas Figuras 36 e 37, são apresentadas a hora da morte de acordo com o sexo. Nos pacientes do sexo masculino, identificaram-se 2 picos, um pela manhã (entre 6h e 7h) e outro à noite, por volta das 24h (Figura 36). Nas pacientes do sexo feminino, observou-se somente um pico matinal (Figura 37).

Houve uma variação circadiana na hora de morrer, que diferiu de acordo com o sexo. Os homens apresentaram 2 picos de morte, um pela manhã e outro na madrugada, e as mulheres somente um, pela manhã (Figura 38).

A importância da atividade circadiana já está bem estabelecida na hipertensão e na doença coronária. Os pacientes com síndrome coronária apresentam infarto ou instabilidade clínica com maior frequência pela manhã, por volta das 7 ou 8 horas, mantendo depois um platô até o meio-dia, com uma menor incidência à tarde, para apresentar uma nova elevação de incidência por volta das 18 horas. Como já dito, cerca de 30% dos infartos ocorrem no período da manhã (entre 6 horas e meio-dia).

Do ponto de vista fisiopatológico, o aumento de eventos cardiovasculares pela manhã é explicado por uma série de fatores que se exacerbam nesse período. Observam-se

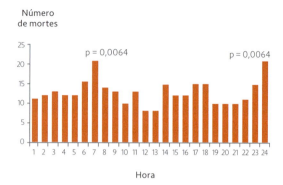

FIGURA 36 Hora da morte de pacientes do sexo masculino com insuficiência cardíaca.[31]

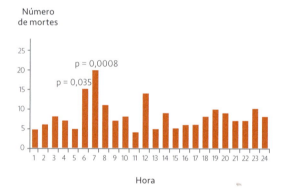

FIGURA 37 Hora da morte de pacientes do sexo feminino com insuficiência cardíaca.[31]

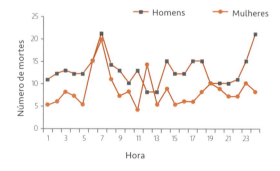

FIGURA 38 Curva conjunta da hora da morte de homens e mulheres com insuficiência cardíaca.[30,31]

aumento da atividade simpática, aumento dos níveis de noradrenalina, elevação da pressão arterial, aumento da agregabilidade das plaquetas, redução da atividade fibrinolítica do sangue e redução da atividade parassimpática.[30,31] Cada um desses fatores pode contribuir para o aumento dos eventos descritos.

Permanece indeterminada a razão pela qual a congestão pulmonar em pacientes hospitalizados é mais frequente no período noturno, mas diferentes fatores podem estar envolvidos. A inter-relação entre vários ritmos circadianos endógenos, sono e doenças em atividade é um importante fator determinante do início dos eventos cardiovasculares, assim como do momento da morte.[30,31] O aumento do retorno venoso, causado pela posição supina durante o sono, pode provocar aumento nas pressões intracavitárias. É bem conhecido que o tônus adrenérgico é reduzido durante o período noturno, o que pode desencadear resposta anormal às mudanças no volume intracardíaco e diminuição do inotropismo cardíaco.

A insuficiência cardíaca evolui com alta mortalidade, tanto por morte súbita como por progressão da disfunção cardíaca. Nas formas mais leves, há predomínio dos quadros de morte súbita, enquanto nas formas mais sintomáticas predominam os quadros de morte por progressão da doença. Os dados do estudo MERIT-HF mostram que, entre os pacientes em classe funcional (CF) II, 64% morrem subitamente e 12%, por progressão da doença, enquanto 33% morrem subitamente e 56%, por progressão da doença entre os pacientes em CF IV. É importante ressaltar que, no conjunto, os pacientes com insuficiência cardíaca morrem mais frequentemente por progressão da doença.

Embora bem estabelecida a variação circadiana de eventos em várias doenças cardíacas, na insuficiência cardíaca há poucos dados documentando a variação circadiana em pacientes hospitalizados. Realizamos um estudo para verificar a hora em que os pacientes em CF IV internados para compensação morrem. Nessa casuística, houve uma maior frequência de mortes entre 5h e 7h da manhã (ver Figura 35).[30] Nossos dados, à semelhança do que ocorre com outras doenças cardiovasculares, documentaram um aumento das mortes no período da manhã. Essa maior incidência matutina pode ser explicada pelas alterações fisiopatológicas anteriormente referidas.[30]

O pico da manhã, em ambos os sexos, pode ser explicado pela maior atividade simpática nesse período do dia. O aumento noturno pode estar relacionado com a falência cardíaca e a congestão pulmonar, à semelhança do que ocorre nos pacientes que apresentam edema agudo dos pulmões.[30] Assim, as diferenças na distribuição do horário de morte nos pacientes com insuficiência cardíaca são a morte elétrica por arritmias no período matutino e a morte mecânica por falência de bomba ventricular no período noturno, pelos motivos já citados, como o aumento do retorno venoso e das pressões intracavitárias. A fração de ejeção mais comprometida observada em maior número nos homens do que nas mulheres sinaliza que a disfunção sistólica mais intensa, e provavelmente acompanhada de quadros de insuficiência cardíaca mais acentuada, pode ser uma das explicações para o pico tardio nos homens e sua ausência nas mulheres.

O estudo CHF-STAT, que acompanhou 674 pacientes, dos quais 213 morreram de causas cardíacas, sendo 74 mortes consideradas decorrentes da progressão da falência cardíaca e 139 súbitas, mostrou que a hora da morte apresentava uma variação bimodal, com um pico matinal e um segundo pico menor ao final da tarde. Já para as mortes por progressão da insuficiência cardíaca, não se documentou o pico matinal, e as mortes ocorreram mais frequentemente na segunda metade do dia.[30,31]

Os nossos achados mostram haver uma variação circadiana da hora da morte, não mantendo a mesma distribuição nos homens e nas mulheres. O conhecimento dessa variação circadiana tem importância no entendimento fisiopatológico das mortes. Considerando que o pico matutino pode estar relacionado principalmente ao aumento da atividade simpática, é possível que o uso mais frequente de betabloqueadores venha a diminuir essa maior incidência pela manhã.[30,31]

IMPACTO DA DISFUNÇÃO VENTRICULAR NA HORA DA MORTE

Os portadores de insuficiência cardíaca apresentam elevada mortalidade. Em estudos anteriores, foi possível observar que no período da manhã há uma maior incidência de mortes mediada pela elevação da atividade simpática.[30,31]

Realizamos uma análise dos nossos registros para verificar se a hora da morte diferia entre aqueles com maior ou menor comprometimento ventricular.

Avaliaram-se, prospectivamente, de 1994 a 2000, 508 pacientes com insuficiência cardíaca CF IV que morreram durante a internação para compensação. Dessa amostra, 204 haviam realizado estudo ecocardiográfico nos 6 meses que antecederam a hospitalização. Os pacientes foram divididos em 4 grupos, conforme a fração de ejeção (FE) do ventrículo esquerdo (< 0,40 ou ≥ 0,40) e o diâmetro diastólico do ventrículo esquerdo (< 70 mm ou ≥ 70 mm). Compararam-se os grupos quanto à hora da morte.[30,31]

A idade média dos pacientes foi de 59 anos e a maioria era do sexo masculino (60,5%). Nos 2 grupos com maior comprometimento ventricular (fração de ejeção mais reduzida e ventrículo mais dilatado), os níveis de creatinina foram significativamente mais elevados. Em todos os grupos, observou-se um aumento do número de mortes pela manhã, das 6h às 8h, quando ocorreram 26,3% das mortes no grupo com FE ≥ 0,40, 18,3% no grupo com FE < 0,40, e 18,6% *versus* 18,6% das mortes nos pacientes com diâmetro diastólico do ventrículo esquerdo ≥ ou < 70 mm (Figuras 39 e 40). Nos pacientes com fração de ejeção < 0,40

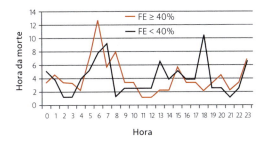

FIGURA 39 Observar que, nos pacientes com fração de ejeção (FE) do ventrículo esquerdo menor que 40%, ocorreram 2 picos de mortalidade, um das 6h às 8h e outro às 18h. Este último não foi observado no grupo com fração de ejeção do ventrículo esquerdo maior que 40%.[30,31]

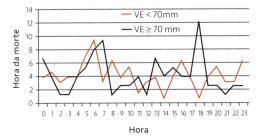

FIGURA 40 Observar que, nos pacientes com diâmetro ventricular esquerdo (VE) maior que 70 mm, foram observados 2 picos de mortalidade, um das 6h às 8h e outro às 18h. Este último não foi observado no grupo com diâmetro ventricular inferior a 70 mm.[30,31]

e nos com diâmetro diastólico ≥ 70 mm, um segundo pico de mortes foi identificado às 18h (10,5% *versus* 2,2% para a fração de ejeção e 12% *versus* 0,7% para o diâmetro diastólico do ventrículo esquerdo).

O maior comprometimento cardíaco esteve associado a 2 picos de mortes durante as 24 horas, um pela manhã e outro às 18h. Nos pacientes com função sistólica ou com disfunção diastólica menos comprometida, observou-se só um pico pela manhã.[30,31]

A disfunção ventricular mais acentuada, possivelmente promovendo retenção hídrica mais intensa, pode ser a causa desse pico de morte no início da noite, ao sobrecarregar os pacientes mais graves.

CAPÍTULO 6

Tratamento da insuficiência cardíaca avançada na enfermaria

A experiência de tratar pacientes graves com insuficiência cardíaca avançada, recém-transferidos do pronto-socorro, em um hospital sem terapia intensiva, foi muito enriquecedora, tanto para nossa equipe quanto para os muitos que puderam fazer estágio e acompanhar o tratamento desses pacientes. A experiência, de certo modo, desmistificou o tratamento da insuficiência cardíaca, mostrando que não é difícil tratar bem os pacientes graves, mesmo em enfermaria.

Ficou evidente que é possível tratar esses pacientes graves na enfermaria com prescrição de inotrópicos e utilizando acesso periférico. Nos próximos capítulos, apresentaremos resultados desse aprendizado e estudos abordando os tratamentos que foram realizados nesses 30 anos de atividade ininterrupta.

Essa atividade na enfermaria permitiu, com o dr. Mucio Tavares e o dr. Manoel Canesin, que desenhássemos o curso SAVIC, no qual sistematizamos o tratamento da insuficiência cardíaca descompensada, com base nessa experiência continuadamente testada em nossa enfermaria.[32]

O tratamento da insuficiência cardíaca descompensada é baseado fundamentalmente no diagnóstico preciso da insuficiência cardíaca e na identificação do perfil clínico e hemodinâmico, da etiologia, da gravidade dos sintomas, das terapêuticas já empregadas e do prognóstico.

Adotamos, no Hospital Auxiliar de Cotoxó, a abordagem que descrevemos no SAVIC, que dá ênfase à classificação do perfil clínico e hemodinâmico do doente à beira do leito e que rapidamente permite orientar as prioridades terapêuticas a serem instituídas, de acordo com cada perfil. A análise é realizada por meio da interpretação de sinais e dos sintomas característicos de congestão e baixo débito (Figura 41).

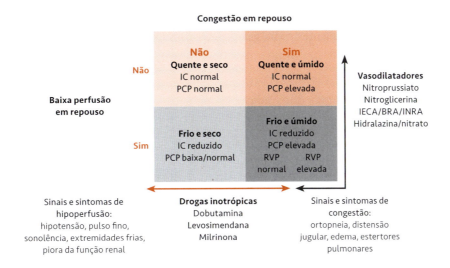

FIGURA 41 Perfil clínico-hemodinâmico empregado para orientar rapidamente o tratamento da insuficiência cardíaca descompensada.[32]

IC: índice cardíaco; PCP: pressão capilar pulmonar; RVP: resistência vascular periférica; IECA: inibidor da enzima conversora da angiotensina; BRA: bloqueador dos receptores da angiotensina; INRA: inibidor da neprilisina e dos receptores da angiotensina.

Na avaliação clínico-hemodinâmica, podem-se classificar os pacientes em 4 perfis clínicos (A, B, C e L). Nessa avaliação, fundamentada nos aspectos fisiopatológicos e nos dados da hemodinâmica, valorizam-se as principais características da insuficiência cardíaca crônica descompensada: o índice cardíaco reduzido e a resistência periférica elevada (vasoconstrição sistêmica). Assim, nos pacientes com perfil B, sem baixo débito, devem-se prescrever os diuréticos e, em especial, os vasodilatadores para controlar a congestão e a vasoconstrição periférica, que dificultam a função cardíaca e mantêm os pacientes descompensados.[32]

Em um hospital sem terapia intensiva, é difícil a prescrição de vasodilatadores injetáveis, por sua rápida resposta e pela necessidade de monitoração cuidadosa e intensiva dos pacientes. No Hospital Auxiliar de Cotoxó, vasodilatamos os pacientes com o emprego de vasodilatadores orais e pudemos observar, nesses 30 anos, o quão importante foi utilizar doses elevadas. Nos pacientes mais graves, muitas vezes refratários ao tratamento, é necessária a associação de vasodilatadores. Considerando a fisiopatologia, que indica que a vasoconstrição decorre da acentuada estimulação neuro-hormonal, são prescritos os inibidores da enzima conversora da angiotensina (captopril e preferencialmente enalapril), sempre procurando atingir a dose-alvo (captopril 50 mg, 3x/dia, ou enalapril 20 mg, 2x/dia), uma vez que nossos pacientes são portadores de insuficiência cardíaca avançada, com grande comprometimento cardíaco e acentuada estimulação neuro-hormonal.

Para fundamentar nossa conduta, realizamos diversos estudos com hemodinâmica à beira do leito, que identificavam índice cardíaco reduzido e vasoconstrição periférica elevada (Figura 42). É interessante observar que, em um desses estudos, a medida hemodinâmica foi realizada em pacientes em uso de dose correta de inibidor da enzima conversora da angiotensina, mas, por continuarem descompensados, mantinham a resistência periférica elevada, o que indicava a necessidade de associar um novo vasodilatador.[33]

Para pacientes refratários, ao lado do inibidor da enzima conversora da angiotensina, prescrevemos losartana (100 mg/dia) naqueles com função renal preservada; e naqueles com função renal comprometida, a associação de hidralazina e nitrato (hidralazina: dose-alvo 100 mg, 3x/dia, e nitrato 80 mg, 3x/dia).

Nos pacientes em perfil C, iniciamos o inotrópico (dobutamina) na enfermaria e, assim que o paciente estabilizava, vasodilatávamos, como descrito anteriormente, com o suporte inotrópico (evitando-se a hipotensão).[33]

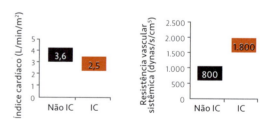

FIGURA 42 Dados de estudo hemodinâmico em pacientes com insuficiência cardíaca (IC) descompensada mostrando redução do índice cardíaco e elevação da resistência periférica.[33]

Esses aspectos serão discutidos nos capítulos subsequentes, apresentando os estudos que realizamos e que mostraram sua eficácia e segurança.

DIURÉTICOS

Os diuréticos são medicamentos fundamentais para o controle da congestão, praticamente indispensáveis, e estão presentes na quase totalidade das prescrições dos pacientes com insuficiência cardíaca crônica descompensada (perfis B e C).[33-35]

Nesses anos de experiência no tratamento da insuficiência cardíaca, um aprendizado importante foi perder o receio de empregar doses elevadas de diuréticos quando necessário. Sem dúvida, é preciso acompanhar e avaliar os pacientes diariamente, muitas vezes mais de uma vez ao dia, para detectar alterações nos níveis de potássio, na função renal e clínica. Mas doses baixas para pacientes com insuficiência cardíaca avançada dificultam a compensação e prolongam o tempo de internação.[34] Outro aprendizado é que, nos pacientes refratários, é necessário associar diuréticos.

No século passado, por ocasião da publicação dos estudos com inibidores da enzima conversora da angiotensina no tratamento da insuficiência cardíaca, muito se falou da validade do teste de caminhada de 6 minutos para avaliar a gravidade da insuficiência cardíaca e a resposta terapêutica, identificada pela melhora do desempenho físico com o tratamento instituído. No Hospital Auxiliar de Cotoxó, empregamos o teste de caminhada de 6 minutos para avaliar o efeito do tratamento com diuréticos.[34]

Procuramos quantificar a influência do uso do diurético na capacidade funcional de portadores de insuficiência cardíaca descompensada por meio do teste de caminhada de 6 minutos. Estudamos 10 pacientes internados, com idade média de 47 anos, sendo 5 do sexo masculino, em classes funcionais III e IV (NYHA), que foram submetidos ao teste de caminhada de 6 e 9 minutos na admissão e alta. Foram obtidos registros de peso, ecocardiograma, sódio, potássio, ureia, creatinina séricos, hematócrito e hemoglobina. O tratamento instituído foi o aumento da dose prévia de furosemida endovenosa e/ou por via oral, associado ou não a diurético tiazídico, mantendo-se as doses prévias de digital, captopril ou da associação de nitrato e hidralazina.[34]

O período de compensação variou entre 4 e 30 dias (média de 8,7 dias ±7,8 dias). A distância caminhada em 6 minutos passou de 193,4 m ±71,5 m para 341,8 m ±67,7 m ($p < 0,00002$) e de 268,1 m ±119,6 m para 518,0 m ±114,8 m em 9 minutos ($p < 0,00005$) (Figura 43).

Não houve diferença estatística nos valores de hematócrito, hemoglobina, ureia,

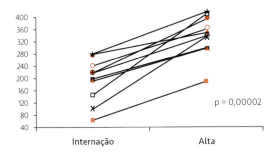

FIGURA 43 Distância caminhada em 6 minutos, antes e depois do acerto da dosagem dos diuréticos.[34]

creatinina e sódio, na admissão e na alta. O potássio sérico médio à admissão era de 4,0 mEq/L ±0,91 mEq/L e 4,69 mEq/L ±1,00 mEq/L na alta (p = 0,01), e o peso dos pacientes na admissão era de 58,9 kg ±6,42 kg e de 52,9 kg ±5,31 kg na alta (p < 0,0006).[34]

A compensação da insuficiência cardíaca com dose maior de diurético induziu, a curto prazo, a uma melhora importante da capacidade física dos pacientes, entre a admissão e a alta, mostrada pelo aumento da distância caminhada em 6 e 9 minutos. O aumento do diurético melhorou significativamente o desempenho físico.[34]

Essa melhora decorreu da redução do estado congestivo, que proporcionou melhora da capacidade respiratória e do desempenho físico pela redução do líquido nos membros inferiores e pulmões.

Como já comentado, nos pacientes com insuficiência cardíaca avançada internados em nossa enfermaria, quando necessário, empregamos doses elevadas de diuréticos. A maioria recebe doses de furosemida injetável superiores a 60 mg/dia e associadas a 50 mg/dia de hidroclorotiazida. Apesar das altas doses de diuréticos que empregamos, não se observam hipopotassemia ou alterações metabólicas de importância. O uso concomitante de inibidores da enzima conversora da angiotensina pode ter contribuído. O uso dos diuréticos com os inibidores da enzima conversora da angiotensina (IECA) tem proporcionado diminuição da incidência de hipopotassemia e permite combater a diminuição da filtração glomerular causada pelos IECA. Entre a tendência à hipopotassemia pela administração dos diuréticos e a de hiperpotassemia pela diminuição da filtração glomerular, observamos, em nossos pacientes, discreto aumento dos níveis plasmáticos de potássio.[34] Esses resultados confirmam dados de experiência clínica, que mostram que essa associação pode prevenir a hipopotassemia e as possíveis complicações decorrentes do uso de diuréticos.[34]

Concluímos que a compensação cardíaca obtida pelo efeito dos diuréticos, por meio da redução dos edemas e do alívio dos sintomas, melhorou sobremaneira, a curto prazo, a capacidade física e a qualidade de vida dos pacientes.[34]

COMO ORIENTAR A PRESCRIÇÃO DE DIURÉTICOS NA INSUFICIÊNCIA CARDÍACA DESCOMPENSADA

Os diuréticos são peça fundamental no tratamento da insuficiência cardíaca descompensada; entretanto, ainda são prescritos de maneira empírica, e a redução da função renal é observada com certa frequência em pacientes que fazem seu uso.

A fim de tornar menos empírica a prescrição de diuréticos e a dosagem diária, desenhou-se um estudo que, com base na perda de peso diária dos pacientes, procurou orientar (ajustar) a dose de diurético prescrita a cada dia. O diurético mais utilizado é a furosemida, que sempre deve ser aplicada por via endovenosa nos pacientes descompensados. De maneira geral, a dose inicial para um paciente que chega ao pronto-socorro ou à enfermaria deve ser a dose ingerida nas 24 horas anteriores em casa, ou 1 mg/kg, sempre por via endovenosa. As doses subsequentes devem ser individualizadas, com furosemida endovenosa enquanto persistir a congestão.[35]

O estudo foi randomizado, incluindo pacientes com insuficiência cardíaca crônica hospitalizados com insuficiência cardíaca descompensada, com fração de ejeção < 0,45. Foram divididos em 2 grupos em relação à dose de diurético prescrita: grupo-controle e grupo com terapia guiada. A perda de peso diária esperada era de 1,4% ao dia.[35]

A dose inicial de furosemida para o grupo com terapia guiada foi de 120 mg/dia intravenosos, associada a 50 mg de hidroclorotiazida. A dose foi ajustada de acordo com a perda de peso observada: se a perda fosse superior ou igual a 2% do peso, a dose de furosemida era reduzida em 1/3; se a perda de peso fosse inferior a 0,5% do peso, a dose era elevada em 1/3; se a perda de peso ficasse entre 0,5 e 1,99%, a dose de furosemida era mantida.[35]

Os principais pontos avaliados pelo estudo foram a piora da função renal (aumento dos níveis de creatinina > 0,3 mg/dL) e o tempo para a compensação (livre de sinais de congestão). Consideraram-se as diferenças como significativas p < 0,05.

Foram randomizados 72 pacientes, com idade média de 58,1 anos, fração de ejeção média de 23,1% e com miocardiopatia isquêmica identificada como a causa da IC em 27,8% dos pacientes. Os níveis basais de creatinina foram de 1,33 mg/dL.

A incidência de piora da função renal foi semelhante nos 2 grupos: 26,5% no grupo com terapia guiada *versus* 26,3% no grupo-controle; p = 0,988); a perda de peso foi maior no quinto dia entre os pacientes com terapia guiada: –8,15% (4,9) *versus* –4,35% (4,14), p = 0,001; e o tempo para compensação (livre de sinais e sintomas de congestão) foi menor nos pacientes com terapia guiada (Figura 44).

Concluímos que um tratamento ajustado pela perda de peso (terapia guiada) foi associado a maior perda de peso, menor tempo para a compensação e sem promover piora da função renal, já que a incidência foi semelhante nos 2 grupos.[35]

Pesar o paciente diariamente permite observar se a resposta ao tratamento está sendo boa, pequena ou exagerada e, com isso, acertar a dose do diurético, evitando-se que o paciente tenha internação prolongada por estar tomando dose baixa. Notando-se resposta exagerada, pode-se diminuir a dose do diurético, reduzindo o risco de piora da função renal e também o risco de prolongamento da internação. Trata-se de método de fácil acompanhamento, que promove resultados rapidamente.

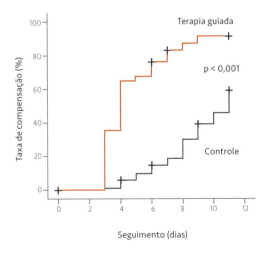

FIGURA 44 A taxa de compensação dos pacientes foi maior no grupo que teve a dose de diurético guiada pela perda de peso diária.[35]

CAPÍTULO 7
Tratamento na enfermaria de pacientes com perfil C

INOTRÓPICOS

Como descrito no início do livro, o Hospital Auxiliar de Cotoxó e suas enfermarias de adultos com 56 leitos tornaram-se a retaguarda do pronto-socorro do InCor, para onde foram enviados, nos últimos 30 anos, inúmeros pacientes com insuficiência cardíaca descompensada em perfil C, que já recebiam infusão de inotrópico (dobutamina) na quase totalidade dos casos.

Há 30 anos, na era que antecedeu as bombas de infusão, o inotrópico era administrado com equipo de microgotas. Durante esses 30 anos, nunca suspeitamos de que o uso de inotrópicos estivesse associado ao aumento de mortalidade. A suspeita era justamente outra: pacientes "moribundos", ao receberem o inotrópico, passavam a se comunicar melhor, se alimentar melhor e, empurrando o suporte do soro, deambulavam pela enfermaria e tomavam sol na varanda, onde jogavam dama e dominó com outros pacientes. Na hora do almoço, iam ao refeitório e almoçavam com os outros pacientes. No "desmame" da dobutamina, aqueles que voltavam a apresentar baixo débito deixavam de realizar essas atividades e voltavam a ficar apáticos. Morte súbita durante a infusão, mesmo com equipo de microgotas, era raríssima, sendo a morte observada em pacientes com quadro mais grave, que deixavam de responder ao suporte inotrópico (morte por piora da insuficiência cardíaca).

Na Figura 45, é mostrado um paciente recebendo infusão de dobutamina em uma enfermaria de 6 leitos, sem monitor, através de equipo de microgotas, o que não era raro no hospital.[36,37]

A maioria dos serviços de saúde não permite prescrição de inotrópicos endovenosos em enfermaria, restringindo seu uso à unidade de terapia intensiva. Por empregarmos rotineiramente a dobutamina em enfermaria, queríamos avaliar a segurança do uso do inotrópico nessa situação e realizamos estudos com os pacientes internados.[36,37]

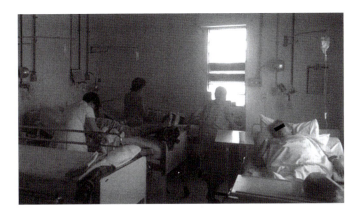

FIGURA 45 Enfermaria do Hospital Auxiliar de Cotoxó, com equipos de microgotas para administração de inotrópicos em pacientes.

No primeiro semestre de 1999, 35 pacientes com insuficiência cardíaca de classe funcional IV e baixo débito cardíaco receberam dobutamina por bomba de infusão, de modo contínuo, em enfermaria no Hospital Auxiliar de Cotoxó.[36] A idade média dos pacientes era de 50,2 ±15,9 anos e a maioria era do sexo masculino (74,2%). A pressão arterial sistólica média na internação foi de 96,3 mmHg ±17,3 mmHg, a fração de ejeção do ventrículo esquerdo (FEVE), de 0,34 ±0,08 e o diâmetro diastólico do ventrículo esquerdo, de 73 mm ±0,9 mm.[36,37]

Não ocorreram complicações em 19 pacientes; 2 apresentaram sangramento digestivo; 1 teve bacteremia e 3 tiveram piora hemodinâmica temporária. Onze pacientes (31,4%) morreram por progressão da doença. Nenhuma morte foi súbita ou não previsível. Não houve diferenças significativas nos parâmetros clínicos e laboratoriais entre os que morreram e os que tiveram alta. Nos pacientes que morreram, a fração de ejeção do ventrículo esquerdo foi menor (0,29 *versus* 0,35; $p = 0,06$).[36,37]

A administração de dobutamina foi realizada por infusão contínua por bomba de infusão, com diluição de 500 mg da droga (2 ampolas) em 210 mL de solução glicosada ou fisiológica (2 mg/mL). Caso necessário, a solução poderia ser concentrada para 4 mg/mL. O esquema posológico consistiu na infusão inicial de 1 a 4 mcg/kg/min, podendo ser titulada até 20 mcg/kg/min, de acordo com a resposta do paciente. O controle consistia na avaliação da pressão arterial e frequência cardíaca no mínimo 3x/dia e averiguação diária dos sinais de baixo débito e da classe funcional (NYHA). O achado de anormalidade do ritmo cardíaco no exame físico era seguido da realização de eletrocardiograma convencional.

A dose administrada variou de 2,1 mcg/kg/min a 16,6 mcg/kg/min (média de 9,76 mcg/kg/min ±3,50 mcg/kg/min), e o período de infusão da dobutamina variou de 1 a 56 dias.[36,37]

Pacientes com insuficiência cardíaca e baixo débito cardíaco são de elevada gravidade (mortalidade de 31,4%). O uso de dobutamina em bomba de infusão permitiu compensar com segurança a insuficiência cardíaca e o baixo débito em 68,5% dos pacientes. Com esses resultados, concluímos que a administração de dobutamina pode ser realizada em enfermaria.[36,37]

Na dinâmica de nosso pronto-socorro, o tratamento iniciava-se na emergência, ainda na maca, e, havendo vaga, os pacientes eram transferidos para as enfermarias do Hospital Auxiliar de Cotoxó. Nessas enfermarias, a doença mais prevalente foi, nos últimos anos, a insuficiência cardíaca, ocupando de 30 a 50% dos leitos. A cada ano, cerca de 2.500 casos de insuficiência cardíaca eram internados no InCor, a maioria no Hospital Auxiliar de Cotoxó, ficando cada paciente internado, em média, por 3 semanas.

Apesar do elevado número de internações, há 30 anos, as unidades de terapia intensiva só eram disponíveis no prédio central do InCor. Os pacientes transferidos da emergência do InCor para o Hospital Auxiliar de Cotoxó chegavam, em geral, em uso de dobutamina em doses de 5 a 10 mcg/kg/min. Concomitantemente, eram prescritos diuréticos e inibidores da enzima conversora da angiotensina. Assim que os pacientes tinham os sintomas controlados, programava-se a redução da dose de dobutamina em 20% a cada 12 horas. A redução era progressiva sempre que o paciente tolerava a redução anteriormente efetuada.[36,37]

Nossa experiência mostrou que o tempo necessário para a retirada da dobutamina era diretamente proporcional ao grau do comprometimento cardíaco. Nos pacientes que apresentavam a fração de ejeção muito reduzida, em geral, eram necessários mais dias para a retirada da droga e, muitas vezes, após a retirada, tornava-se necessária a sua reintrodução.[36] Os pacientes com doença de Chagas faziam parte, com mais frequência, do grupo em que era mais difícil a retirada do inotrópico.[36,37]

Não há dúvidas de que o tratamento poderia ser mais bem controlado se fosse realizado em uma terapia intensiva. Entretanto, nossa experiência mostrou que, mesmo em enfermarias coletivas, o tratamento com inotrópicos é seguro. A mortalidade intra-hospitalar nessa casuística foi alta, de 31,4%, mas não foi muito diferente daquela usualmente descrita para pacientes dessa gravidade, com baixo débito, que necessitam de inotrópicos para compensação.[36,37]

Essa alta mortalidade, em geral, esteve relacionada à gravidade da doença e não necessariamente foi decorrente do tratamento administrado. Nos estudos em que se testaram drogas inotrópicas, a mortalidade variou de 50 a 100% no primeiro ano e foi de cerca de 30% nos primeiros meses, não sendo, portanto, muito diferente da observada nessa população.[36] No estudo com milrinona em insuficiência cardíaca avançada, foi observada uma mortalidade de 28% no grupo tratado com milrinona e de 35% no grupo tratado com dobutamina. No estudo FIRST, a mortalidade descrita foi de 70% em 6 meses, e no estudo DICE a mortalidade foi de 31%.[36,37]

Nos estudos relatados, os inotrópicos foram testados quanto à sua efetividade ou quanto ao seu valor no tratamento da insuficiência cardíaca a longo prazo. Os resultados mostraram não haver indicação para o tratamento crônico com essas drogas, uma vez que a mortalidade com o tratamento sempre foi superior à observada no grupo-controle. Essa não era a nossa situação, pois empregamos os inotrópicos para tratamento de descompensação aguda, com hipotensão e baixo débito sistêmico, situação clínica em que não temos muitas outras opções. A dobutamina foi escolhida em decorrência da tradição e frequência de uso, mediante outras opções (como milrinona e dopamina).[36,37]

A mortalidade é frequentemente avaliada na literatura. Dois artigos analisaram especificamente a mortalidade de pacientes hospitalizados e também constataram que, nessas circunstâncias, ela foi elevada. Jong et al., em uma coorte de 38.702 pacientes com insuficiência cardíaca admitidos pela primeira vez no hospital, constataram uma mortalidade de 11,6% e de 33,1% nos primeiros 30 dias e em um ano de seguimento, respectivamente. Nos primeiros 30 dias, a mortalidade variou de 2,3 a 23,8%, conforme a gravidade. Como a população por nós estudada era extremamente grave, podemos inferir que a mortalidade não diferiu substancialmente da observada nos casos mais graves do estudo canadense. O mesmo se pode afirmar em relação ao trabalho de Wong et al. em 2 comunidades da Inglaterra, no qual se constatou mortalidade média de 25% em Rochdale e de 24% em Brighton. Em nossa experiência no Hospital Auxiliar de Cotoxó, a mortalidade média foi de 18,5% e, na população mais grave, que foi de 31,4%, foram encontrados números relativamente próximos aos descritos nos 2 artigos citados.[36,37]

Temos considerado seguro o tratamento em enfermaria, pois não detectamos evolução inesperada nos pacientes sob esse tratamento. Ao analisar o desfecho final, não tivemos casos de morte súbita ou inesperada. A quase totalidade das mortes ocorreu na vigência do tratamento, por ausência ou diminuição da resposta aos inotrópicos, por piora progressiva do quadro clínico e por falência cardíaca (morte por progressão da insuficiência cardíaca).

A nossa maior experiência é com a dobutamina, mas também tivemos experiência com a milrinona e a levosimendana, observando com esses inotrópicos a mesma boa evolução dos pacientes.

Quanto ao tratamento com dobutamina, é preciso considerar o tempo de infusão, que, nessa casuística, variou de 1 a 56 dias. É descrito que o uso prolongado da dobutamina provoca taquifilaxia e que, para se continuar obtendo efeito, seriam necessárias doses crescentes ou os pacientes deixariam de responder ao tratamento. Não é isso que temos observado. Na rotina de nossa unidade, procuramos, sempre que o paciente apresenta melhora clínica consistente e estável por mais de 48 horas, reduzir progressivamente a droga até suspendê-la. Como os números desse estudo mostraram, nem sempre foi possível retirar a droga rapidamente. Em verdade, 71,4% necessitaram de 7 dias adicionais para compensar e tornar possível a suspensão da dobutamina. Por outro lado, em muitos pacientes em uso prolongado da droga, observamos que, na tentativa de reduzir a dose infundida, apresentavam piora clínica e hemodinâmica, sendo necessário voltar para a dose anterior, indicando que o inotrópico continuava efetivo e contribuía para a manutenção da situação clínica do paciente. Essa experiência sugere que a taquifilaxia pode não ocorrer ou pode não ser uniforme em todos os pacientes. O tema merece novas pesquisas.

Para avaliar a possibilidade de identificar com antecedência quais pacientes iriam morrer durante a internação, comparamos as características clínicas daqueles que tiveram alta com as daqueles que morreram no hospital e constatamos que os pacientes que morreram apresentavam maior comprometimento miocárdico e sistêmico.

Dessa forma, consideramos que a dobutamina pode ser administrada em pacientes na enfermaria, sem monitoração especial, não havendo ocorrência expressiva de complicações. A incidência de arritmias limitantes ou piora do quadro não foi documentada nesses pacientes; a maioria deles teve alta após a compensação, e apenas uma minoria tornou-se dependente da droga, não compensando e morrendo em decorrência de falência progressiva. Esses pacientes refratários, com mais frequência, exibem comprometimento cardíaco mais acentuado.[36,37]

REAVALIAÇÃO DA MORTALIDADE DOS PACIENTES TRATADOS COM INOTRÓPICOS

Sempre preocupados com a segurança do uso de inotrópicos em enfermaria, realizamos avaliações periódicas dos resultados do tratamento no hospital. A literatura quase sempre indica que o uso desses medicamentos aumenta a mortalidade e que os pacientes que recebem inotrópicos apresentam pior evolução do que aqueles que não necessitam desse tipo de medicação.

Em nossa enfermaria, o inotrópico é prescrito para pacientes com síndrome de baixo débito (perfil C). Realizamos em 2014 uma análise dos pacientes internados para compensação em nossa enfermaria.[36,37]

Naquele ano foram internados, de janeiro a junho, 132 pacientes, que tinham idade média de 65,3 anos, sendo a maioria homem (59,1%). A principal etiologia da cardiopatia foi a doença coronária (34,1%), seguida pela dilatada (28,8%) e pela chagásica (22,7%). Do total, 61,3% dos pacientes apresentavam insuficiência renal e 54,0%, infecção (pulmonar ou urinária); 57,7% já haviam passado pelo pronto-socorro ou tinham sido anteriormente hospitalizados por insuficiência cardíaca; 69,2% necessitaram de dobutamina para compensação, e o tempo médio de hospitalização foi de 30 dias; e 86,3% estavam tomando carvedilol (dose média de 34 mg/dia). O betabloqueador não foi suspenso durante a hospitalização.[36,37]

Nesse estudo, comparamos as características dos pacientes que receberam dobutamina (perfil C) com as daqueles que não necessitaram de inotrópicos para compensação (perfil B). Os pacientes que necessitaram do inotrópico eram mais graves, tinham a pressão arterial sistólica mais baixa (92,6 mmHg versus 118,6 mmHg; p < 0,001), fração de ejeção mais reduzida (29,1% versus 41%; p < 0,001), função renal mais alterada (ureia: 89,3 mg/dL versus 72,0 mg/dL; p = 0,0290) e sinais que indicavam maior comprometimento cardíaco e sistêmico.

À semelhança do descrito na literatura, a mortalidade hospitalar foi maior no grupo que necessitou de dobutamina (31,5% versus 10,0%; p < 0,05).[36,37]

O uso concomitante de dobutamina e carvedilol não foi associado à piora do prognóstico. É interessante também observar que, no seguimento, os pacientes que necessitaram de dobutamina para compensação apresentaram maior mortalidade (30,2% versus 19,4%; p < 0,05).

Concluímos que, em um hospital terciário, o inotrópico foi empregado nos pacientes que apresentavam sinais de baixo débito (perfil C) e maior comprometimento cardíaco e sistêmico do que os pacientes que não necessitaram de inotrópicos (perfil B). No seguimento, esses pacientes mais graves tiveram pior evolução durante a hospitalização e também após a alta.[36,37]

Logo, é importante questionar a afirmação encontrada na literatura de que a prescrição de dobutamina está associada a aumento de mortalidade. Nenhum estudo analisando mortalidade com prescrição de inotrópicos versus placebo foi randomizado, e as ilações são sempre baseadas em comparações semelhantes à que fizemos, com pacientes de coortes. Nessas análises, para afirmar que compararam grupos homogêneos, os autores fazem uma homogeneização de dados na análise estatística, procurando comparar pacientes semelhantes dentre os tratados. Há sempre um viés, pois nessas comparações não se considera se o inotrópico foi prescrito por estar o paciente necessitando do suporte inotrópico e se a prescrição para muitos teria sido realizada por não estarem evoluindo bem sem esse suporte.

Pelos nossos resultados, consideramos que a mortalidade mais frequente entre os pacientes que receberam inotrópicos decorreu da maior gravidade intrínseca que esses pacientes apresentavam.[36,37]

É POSSÍVEL REALMENTE AFIRMAR QUE INOTRÓPICOS AUMENTAM A MORTALIDADE?

Com o intuito de estudar o papel dos inotrópicos no tratamento da insuficiência cardíaca e sua possível implicação prognóstica, realizamos uma análise retrospectiva dos pacientes internados no Hospital Auxiliar de Cotoxó nos últimos anos. Procuramos também analisar o impacto das mudanças do tratamento da insuficiência cardíaca sobre a evolução dos pacientes, dividindo, em uma segunda análise, a população em 2 períodos e comparando os dados de ambos.[38]

Estudamos os pacientes da enfermaria que foram hospitalizados em 2 períodos, de 1992 a 1999 e de 2005 a 2006, comparando tratamento e evolução.

As características dos pacientes internados em cada hospital variam muito conforme o tipo de estabelecimento. Hospital terciário e de referência, como o InCor, recebe sempre uma quantidade grande de pacientes muito graves. Nos ambulatórios e hospitais gerais, pacientes graves são minoria absoluta, atingindo cerca de 4% dos casos de descompensação cardíaca, como bem documentado nos Registros ADHERE e Euro Heart Survey II. Nos hospitais terciários e nas terapias intensivas, esse número cresce substancialmente, atingindo cerca de 25% dos casos, como descrito no registro ALARM-HF.

Na comparação de coortes de diferentes períodos, observamos que no InCor, a partir de 2000, passou-se a internar pacientes mais graves do que no período anterior.

Considerando a polêmica existente de que a prescrição de inotrópicos estaria associada a aumento de mortalidade, analisamos a mortalidade nesses 2 períodos, sempre considerando que, na nossa experiência, os inotrópicos são prescritos para pacientes com quadros de insuficiência cardíaca mais intensa (perfil C).

O objetivo foi verificar se houve mudanças temporais na prescrição do suporte inotrópico e no prognóstico de pacientes hospitalizados entre 1992 e 1999 (n = 291) e entre 2005 e 2006 (n = 281).[38]

Analisaram-se a frequência de prescrição do inotrópico e a sobrevida dos pacientes nessas 2 coortes, os quais foram acompanhados por 1 ano. As características clínicas, o suporte inotrópico e a sobrevida foram comparados nos 2 grupos. Utilizaram-se os testes U de Mann-Whitney, o teste do Qui-quadrado e a análise de sobrevida realizada pelo método de Kaplan-Meier.

Observou-se que os pacientes da primeira coorte (1992-1999) tinham insuficiência cardíaca menos intensa e utilizaram menos suporte inotrópico (29,9% *versus* 60,9%; p < 0,001). A prescrição de inotrópicos dobrou entre as 2 coortes, e mais da metade dos pacientes estava recebendo inotrópicos na segunda. Esse número, como já abordado, é muito maior do que o descrito na literatura e decorre da característica de nosso hospital, para onde são encaminhados os casos mais graves da cidade. Quanto à evolução, os pacientes da primeira coorte tiveram maior mortalidade, mais de 2 vezes superior à observada na segunda coorte (60,1% *versus* 23,3%, p < 0,001). Essa diferença provavelmente decorreu da evolução do tratamento da insuficiência cardíaca, com a prescrição mais frequente e com doses maiores dos inibidores da enzima conversora da angiotensina e dos betabloqueadores.[38]

Na análise da primeira coorte, comparando os pacientes que receberam suporte inotrópico com os que não receberam, constatou-se que aqueles que receberam inotrópico tiveram menor sobrevida no primeiro ano de seguimento (17,4% *versus* 44,5%; p < 0,05) (Figura 46).

O mesmo não foi observado na análise da segunda coorte, em que essa diferença significante não foi mais observada (73,3% *versus* 77,2%; p = diferença não significante [NS]), sendo a sobrevida semelhante entre os que receberam e os que não receberam suporte inotrópico (Figura 47). Como já abordado antes, o aprimoramento do tratamento da insuficiência cardíaca teve grande impacto nesse resultado.[38]

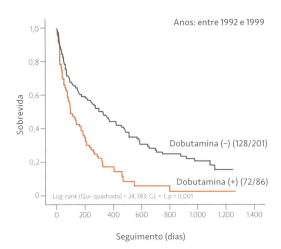

FIGURA 46 Curva de estimativa de probabilidade de sobrevida dos pacientes da coorte hospitalizada entre 1992 e 1999, mostrando que os pacientes que receberam inotrópicos apresentaram menor sobrevida.[38]

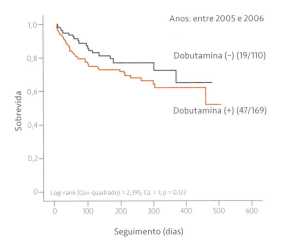

FIGURA 47 Curva de estimativa de probabilidade de sobrevida dos pacientes da coorte hospitalizada entre 2005 e 2006, mostrando que os pacientes que receberam inotrópicos tiveram sobrevida não estatisticamente diferente dos que não receberam inotrópicos.[38]

O uso concomitante do betabloqueador com a dobutamina parece proteger o coração; na evolução, os pacientes tratados com dobutamina e que não tiveram o betabloqueador suspenso tiveram menor mortalidade (Figura 48).

Quando se compararam os pacientes que tiveram prescrição de inotrópico com aqueles sem prescrição, o grupo com prescrição de inotrópico tinha pressão arterial sistólica mais baixa (96,3 mmHg ±18,4 mmHg *versus* 110,1 mmHg ±28,7 mmHg; p < 0,001) e menor fração de ejeção (27,7% ±10,1% *versus* 33,0% ±10,0%; p < 0,001), e os pacientes que receberam inotrópico apresentaram menor sobrevida (18,5% *versus* 29,7%; p = 0,014), dados que mostram que os inotrópicos foram prescritos para pacientes mais graves.[38]

Concluímos que houve uma acentuação do quadro de insuficiência cardíaca com o passar dos anos em nossa instituição (seleção de pacientes mais graves para serem internados), com um aumento do percentual de pacientes que necessitaram de suporte inotrópico para compensação da insuficiência cardíaca aguda. No entanto, observamos um aumento significativo na sobrevida na segunda coorte, mesmo com prescrição mais frequente de inotrópicos.

Esse resultado permite questionar se a prescrição de inotrópicos realmente aumenta a mortalidade, pois, mesmo com maior número de pacientes recebendo inotrópicos na segunda coorte, a mortalidade foi menor do que no grupo com um número menor de pacientes recebendo inotrópicos (primeira coorte).[38]

LEVOSIMENDANA NA ENFERMARIA

Os pacientes com insuficiência cardíaca avançada descompensam com frequência e necessitam muitas vezes ser hospitalizados. A insuficiência cardíaca hoje é a principal causa de hospitalização cardiológica no Brasil e no mundo. De modo geral, no Brasil, os pacientes que descompensam apresentando quadro de baixo débito (perfil C) são tratados com dobutamina.

Um ponto importante no tratamento moderno da insuficiência cardíaca é que a dobutamina não deveria mais ser o fármaco de escolha para o tratamento da descompensação cardíaca de pacientes que estejam em uso de betabloqueadores, medicamento cada vez mais empregado no seu tratamento. Outro ponto não esclarecido é se há tratamento com inotrópico que seja mais seguro

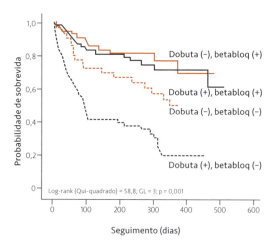

FIGURA 48 Os pacientes que receberam dobutamina e estavam em uso de betabloqueador apresentaram mortalidade menor do que aqueles sem betabloqueador.[38]

Dobuta: dobutamina; betabloq: betabloqueador.

e custo-benéfico do que a dobutamina. A levosimendana é um inotrópico que teve sua eficácia comprovada e que pode ser prescrita para pacientes em uso dos betabloqueadores; no entanto, vem sendo pouco utilizada em nosso meio, principalmente por ser considerada dispendiosa e não ser reembolsada pelo SUS ou mesmo por alguns planos de saúde.

A escolha de um determinado esquema terapêutico é fundamentada em muitas variáveis, como experiência do médico com o medicamento, custo e disponibilidade no serviço. A modificação de condutas não é uma atitude fácil e frequente, pois depende muito de comprovação de superioridade e segurança em relação à conduta usual.

À semelhança do que fazíamos com a dobutamina, utilizada em enfermaria, também a levosimendana era infundida nesse local quando necessária.

Utilizando os pacientes selecionados para participar de um estudo de farmacoeconomia com inotrópicos, avaliamos se a escolha do inotrópico para o tratamento da descompensação cardíaca influenciaria na taxa de re-hospitalizações após a alta.[39,40]

Estudaram-se de maneira randomizada 60 pacientes hospitalizados para compensação, com insuficiência cardíaca em CF IV, dentre os quais 31 foram sorteados para receber levosimendana e 29, dobutamina. A idade média dos pacientes foi de 64,3 anos, sendo 46 homens (76,6%). Os pacientes foram acompanhados por 180 dias após a alta, avaliando-se o número de passagens pelo pronto-socorro e de re-hospitalizações. Comparou-se a taxa de eventos pelo teste de Fisher e construíram-se curvas de eventos Kaplan-Meier para os 2 grupos.

Na população internada em nossa enfermaria, em geral pacientes muito graves, a taxa de descompensação cardíaca após a alta é sempre elevada. Nessa casuística, ocorreram 66 passagens pelo pronto-socorro (dobutamina 40 *versus* levosimendana 26; p = 0,08), sendo necessária a hospitalização em 17 dias (dobutamina 10 *versus* levosimendana 7; p = 0,200), permanecendo hospitalizados por 347 dias (dobutamina 231 dias *versus* levosimendana 116 dias; p = 0,404). Nos 180 dias após a alta, um percentual maior de pacientes ficou livre de eventos com a levosimendana (35,5% *versus* 24,1%; p = 0,249) (Figura 49).[39]

Observamos que o uso de levosimendana na enfermaria foi seguro e promoveu redução de 53% das passagens no pronto-socorro e de 50% das reinternações nos 180 dias de seguimento.

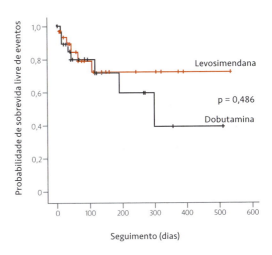

FIGURA 49 Pacientes tratados com levosimendana foram menos re-hospitalizados do que os tratados com dobutamina.[39]

A insuficiência cardíaca continua apresentando alta taxa de hospitalizações. Diante disso, pudemos mostrar que a escolha do inotrópico reduz essas hospitalizações, com um impacto econômico evidente. Embora numericamente mais frequentes, as hospitalizações dos pacientes tratados com dobutamina diferenciaram-se do ponto de vista estatístico marginalmente significativo, muito provavelmente pelo número pequeno de pacientes estudados.[39]

LEVOSIMENDANA COMO TRANSIÇÃO TERAPÊUTICA APÓS O USO DE DOBUTAMINA

Nas formas mais acentuadas da insuficiência cardíaca descompensada, um percentual significativo de pacientes apresenta sinais de baixo débito cardíaco, e os inotrópicos são necessários para sua compensação. Nos pacientes com insuficiência cardíaca avançada mais grave, uma vez iniciada a dobutamina, a sua retirada nem sempre é fácil. Como tratamos um número grande de pacientes, com certa frequência encontrávamos indivíduos que ficavam "dependentes" da dobutamina, a qual era reduzida progressivamente, mas, ao ser retirada, alguns pacientes voltavam a apresentar sinais de baixo débito cardíaco.[41]

Na avaliação dos pacientes hospitalizados entre 2005 e 2008, descrevemos a frequência dessa ocorrência e analisamos o papel da levosimendana no desmame da dobutamina.

Foram avaliados 187 pacientes em perfil C tratados com inotrópicos na enfermaria. Foi possível suspender a dobutamina na primeira tentativa em 157 pacientes e, em 30 (16%), a suspensão não foi possível de primeira, voltando a apresentar baixo débito após a suspensão da dobutamina.[41]

Comparando-se essas 2 populações, foi possível observar que os pacientes que voltaram a apresentar baixo débito (piora da função renal, inapetência, redução da pressão arterial, pele fria) com a suspensão da dobutamina na primeira tentativa tinham comprometimento clínico mais acentuado. Eles apresentavam pressão arterial sistólica basal mais baixa e maior comprometimento renal (maior elevação de ureia e creatinina basal), mas níveis semelhantes de BNP.

Nesse estudo, avaliamos o papel da prescrição de levosimendana na retirada da dobutamina em pacientes nos quais não havia sido possível suspendê-la pelo menos uma vez.[41]

Os 30 pacientes com insuficiência cardíaca avançada, que necessitaram de suporte inotrópico para compensação, estavam em uso desse medicamento e não conseguiram desmamar da dobutamina por tempo prolongado (29,70 dias ±23,19 dias). A idade média dos pacientes era de 58,43 anos, sendo 17 (56,7%) homens, todos em CF IV. A pressão arterial sistólica na internação encontrava-se em 87,7 mmHg ±13,9 mmHg, a fração de ejeção do ventrículo esquerdo média foi de 0,23 ±0,06 e os níveis de BNP foram de 2.182,14 pg/mL ±1.244,07 pg/mL.

Após a suspensão frustrada da dobutamina, com a sua reintrodução houve novamente melhora do quadro clínico e prescreveu-se levosimendana associada à dobutamina com o intuito de permitir a interrupção da infusão da dobutamina.[41] Esses pacientes receberam levosimendana e permaneceram 54,07 dias internados para compensar (computando o tempo da primeira tentativa e o tempo após a infusão da levosimendana).

Em todos os pacientes tratados com dobutamina, otimizamos os vasodilatadores orais e, com frequência, empregamos a associação deles (inibidores da enzima conversora da angiotensina, bloqueadores dos receptores da angiotensina, hidralazina e nitratos) até atingir as doses ótimas. Ao atingir as doses eficazes, passamos a diminuir a dose da dobutamina até a sua retirada.[40] Como referido em 84% dos pacientes, essa conduta foi eficaz e permitiu a suspensão da dobutamina após a estabilidade dos pacientes.

Nos pacientes dependentes da dobutamina, com a infusão da levosimendana foi possível, com sucesso, a sua suspensão em 27 (90%) pacientes, que tiveram alta 21,71 dias ±20,52 dias após a infusão da levosimendana por 24 horas.[41]

A levosimendana foi administrada na enfermaria sem dose de ataque (0,1 a 0,2 mcg/kg/min) e foi bem tolerada por todos. Não ocorreram quadros de hipotensão ou arritmias que levassem a suspendê-la. A dobutamina tinha a dose reduzida em torno de 2 horas após o início da infusão da levosimendana e era suspensa em 24 ou 48 horas, dependendo da dose de dobutamina que vinham recebendo. Vale ressaltar que a dose de dobutamina era baixa em todos os pacientes.[41]

No seguimento de 1 ano, ocorreram 12 mortes (40%), sendo a insuficiência renal o dado clínico associado a essa maior mortalidade (creatinina 2,04 mg/dL ±1,02 mg/dL versus 1,48 mg/dL ±0,48 mg/dL; p = 0,103 e ureia 112,42 mg/dL ±50,39 mg/dL versus 64,64 mg/dL ±25,92 mg/dL; p = 0,003).

A prescrição da levosimendana permitiu a suspensão da dobutamina e a conduta foi segura e eficaz, permitindo dar alta para 90% dos casos com insuficiência cardíaca muito avançada dependentes da dobutamina.[41] A insuficiência renal foi o principal determinante prognóstico desse grupo. Com a levosimendana administrada na enfermaria, não foram documentados eventos adversos que levassem à suspensão do tratamento. Por ter sido possível dar alta para pacientes graves que estavam internados havia quase 2 meses e que possivelmente permaneceriam internados por longo tempo, concluímos que o tratamento com a levosimendana se mostrou farmacoeconômico.

A prescrição da levosimendana a pacientes que recebiam dobutamina e vasodilatadores em doses corretas tornou possível um acerto ainda melhor das doses dos vasodilatadores e do betabloqueador, o que evitou que os pacientes voltassem a apresentar baixo débito após a suspensão da dobutamina e da levosimendana e pudessem ter alta do hospital. O efeito inodilatador prolongado da levosimendana mostrou-se de grande auxílio na otimização do tratamento da insuficiência cardíaca e foi fundamental para que fosse possível dar alta para esses pacientes.[41]

Na comparação da evolução desses pacientes com a daqueles nos quais foi possível retirar a dobutamina na primeira tentativa, observamos que a mortalidade nos primeiros meses foi menor no grupo que recebeu a levosimendana, provavelmente pelo efeito inodilatador prolongado do medicamento (Figura 50).

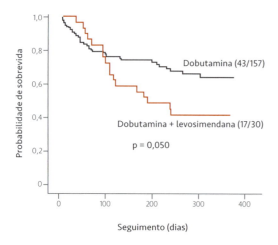

FIGURA 50 Curvas de estimativa de probabilidade de sobrevida dos pacientes com insuficiência cardíaca avançada dependente de dobutamina com a prescrição de levosimendana e retirada da dobutamina.[41]

No seguimento a longo prazo, a mortalidade dos pacientes que receberam a levosimendana foi maior, mas, como descrito anteriormente, os pacientes que ficaram dependentes da dobutamina eram mais graves, com comprometimento cardíaco e sistêmico maior do que aqueles que responderam mais rápido à dobutamina (ver Figura 50). Passados 15 dias, o efeito inodilatador da levosimendana não estava mais presente, e o maior comprometimento cardíaco provavelmente determinava essa pior evolução.[41]

É REALMENTE MAIS ECONÔMICO O TRATAMENTO COM DOBUTAMINA EM VEZ DE LEVOSIMENDANA?

Realizamos um estudo para verificar se o tratamento com levosimendana seria mais dispendioso do que com dobutamina, uma vez que o preço dos medicamentos não representa a maior despesa no tratamento da descompensação cardíaca.[40]

Comparou-se, retrospectivamente, o custo do tratamento de 18 pacientes hospitalizados por descompensação cardíaca, 9 tratados com dobutamina e 9 com levosimendana. Os grupos foram semelhantes quanto a idade, sexo, classe funcional e função cardíaca.[40]

O custo do tratamento foi semelhante nos 2 grupos (Tabela 2). No grupo levosimendana, as despesas com medicamentos foram maiores, mas as relativas ao período de terapia intensiva e ao material empregado foram menores (Figura 51).

O tratamento com esses 2 medicamentos apresenta algumas peculiaridades importantes que podem ter impacto econômico, ao lado do custo intrínseco do medicamento. A levosimendana deve ser administrada por aproximadamente 24 horas e depois suspensa, enquanto a dobutamina é mantida por mais de 3 a 5 dias, sendo a dose administrada reduzida progressivamente (desmame). O tempo de infusão pode variar de 1 a mais de 30 dias, dependendo da gravidade do caso. Na rotina de nossa unidade, sempre que o paciente apresentava melhora clínica consistente e estável por mais de 48 horas e se encontrava euvolêmico, reduzíamos a dosagem da dobutamina progressivamente até suspendê-la. Nossa experiência mostra que nem sempre é possível retirar a dobutamina rapidamente. Em nossa prática clínica, 2/3 dos pacientes com insuficiência cardíaca avançada necessitaram de mais de 7 dias para compensar e tornar possível a suspensão da dobutamina. A necessidade de longa permanência com

TABELA 2. Custo do tratamento da insuficiência cardíaca descompensada com diferentes inotrópicos.

	Levosimendana		Dobutamina
Medicamentos	R$ 5.414,00	Medicamentos	R$ 2.320,10
Materiais	R$ 399,90	Materiais	R$ 1.665,70
Diárias hospitalares	R$ 5.061,20	Diárias hospitalares	R$ 6.261,90
Serviços profissionais	R$ 3.241,80	Serviços profissionais	R$ 3.894,30
Final	R$ 14.117,00	Final	R$ 14.142,00

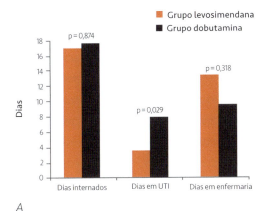

A

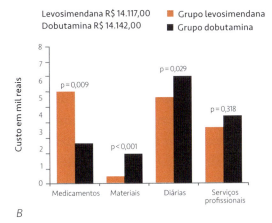

B

FIGURA 51 O custo do tratamento em pacientes com insuficiência cardíaca avançada com levosimendana foi semelhante ao do tratamento com dobutamina.[40]

infusão do medicamento, sem dúvida, tem impacto econômico e logístico.[40]

A levosimendana vem mostrando ser um medicamento seguro e bastante potente, com características bem diferentes dos fármacos que usualmente empregamos. Trata-se de inodilatador que reduz a resistência vascular sistêmica, a pressão de enchimento ventricular e aumenta a *performance* cardíaca, aumentando o volume ejetado e o débito cardíaco.

A meia-vida da levosimendana é de aproximadamente 1 hora, o que facilita seu manuseio clínico. Empregamos a levosimendana em infusão, sem dose de ataque e na dosagem de 0,1 a 0,2 mcg/kg/min. Uma grande vantagem desse inotrópico é que deve ser infundido durante 24 horas, não sendo necessária sua manutenção por períodos maiores. O seu efeito se mantém por até 7 dias, pois um dos seus metabólitos também é inotrópico positivo e mantém o efeito por mais de 72 horas.

Os nossos resultados mostraram que os pacientes tratados com levosimendana necessitaram de menor tempo de tratamento em terapia intensiva, dos materiais relacionados à infusão intravenosa de drogas, principalmente por bomba de infusão, e dos cuidados inerentes à estadia na unidade de terapia intensiva (ver Figura 51).

Apesar de a dose unitária de levosimendana ser mais dispendiosa que a de dobutamina, a menor necessidade de hospitalização em terapia intensiva, a redução dos custos relativos a esta e a menor permanência tornaram os custos globais do tratamento semelhantes e não mais dispendiosos, como se costuma pensar. O custo do medicamento não foi o mais importante na avaliação do custo final de um tratamento. Especialmente no caso da levosimendana, se considerarmos que os pacientes com ela tratados necessitaram de menor tempo de terapia intensiva e de cuidados em geral, além do déficit que temos desse tipo de leito no Brasil, essa redução de tempo de permanência permitiria que um número maior de indivíduos pudesse usufruir desse tão importante recurso terapêutico. Devemos também levar em conta que um menor tempo de infusão intravenosa leva à menor necessidade de implante de cateter venoso central, o que está associado à menor chance de ocorrência de flebite, trombose venosa e infecção nos locais de punção.

Nosso estudo, embora retrospectivo, analisou as contas hospitalares dos 18 pacientes, mostrou dados reais (não uma simples simulação de gastos) e observou valores semelhantes nas contas dos pacientes tratados com levosimendana e dobutamina.

Concluímos que o custo do tratamento com levosimendana de pacientes com insuficiência cardíaca avançada descompensada não foi mais dispendioso do que o usualmente feito com a prescrição de dobutamina. Os pacientes tratados com dobutamina necessitaram permanecer mais tempo em terapia intensiva e provocaram um maior dispêndio de materiais durante a internação. Os nossos dados confirmam que nem sempre o medicamento mais dispendioso resulta em maiores despesas. Pela facilidade de administração e pela segurança, a levosimendana é uma excelente opção de tratamento para os pacientes com insuficiência cardíaca descompensada, especialmente considerando que não representa um aumento de despesa em relação ao tratamento usual.[40]

Supomos que em pacientes menos graves o uso da levosimendana seja menos dispendioso, pois serão necessários menos dias de internação para a compensação, uma vez que a levosimendana será infundida por 24 horas e a dobutamina, sempre por mais de 3 a 5 dias.

INOTRÓPICOS EM PACIENTES COM INSUFICIÊNCIA CARDÍACA AVANÇADA E DOENÇA DE CHAGAS

A doença de Chagas sempre mereceu atenção de nossa equipe, pois, no Brasil, ela é prevalente e carente de estudos que definam condutas para seus portadores. Muitas das condutas que adotamos para esses pacientes são uma extensão das realizadas para pacientes com insuficiência cardíaca de outras etiologias, sem serem específicas para os portadores da doença, que sabemos ter várias peculiaridades.

Se são raros os estudos sobre a doença de Chagas de modo geral, mais raros ainda são aqueles sobre a insuficiência cardíaca descompensada. Em nossa enfermaria, realizamos um estudo avaliando a prescrição de inotrópicos e comparamos seu uso em pacientes com e sem doença de Chagas.[42]

Foram selecionados pacientes internados com insuficiência cardíaca agudamente descompensada e fração de ejeção do ventrículo esquerdo menor que 45%. Os pacientes foram divididos em 2 grupos, com doença de Chagas e sem doença de Chagas. Foram utilizados os testes t de Student, exato de Fisher e Qui-quadrado para a comparação entre eles. Foi considerado significante p < 0,05.

Dos 144 pacientes avaliados, 24% eram portadores de doença de Chagas. A idade média foi menor no grupo de chagásicos (chagásicos 52,51 anos ±12,8 anos *versus* não chagásicos 60,97 anos ±15,21 anos; p = 0,002) e a fração de ejeção do ventrículo esquerdo média foi semelhante nos 2 grupos (26% ±8%; p = NS).

Nos pacientes chagásicos, foi mais frequente a necessidade de inotrópicos para compensação (chagásicos 94% *versus* não chagásicos 59%; p < 0,05), e o tempo de uso do inotrópico também foi maior (chagásicos 13,89 dias ±17,08 dias *versus* não chagásicos 6,16 dias ±8,54 dias; p = 0,03). O valor médio da ureia inicial foi menor no grupo com doença de Chagas (chagásicos 40,2 mg/dL ±31,2 mg/dL *versus* não chagásicos 73,8 mg/dL ±40,8 mg/dL; p = 0,004), assim como o da creatinina inicial média (chagásicos 1,2 mg/dL ±0,48 mg/dL *versus* não chagásicos 1,49 mg/dL ±0,59 mg/dL; p = 0,01). As pressões sistólica e diastólica foram menores no grupo chagásico: a primeira foi de 91,7 mmHg ±11,4 mmHg *versus* não chagásicos 105 ±22 mmHg; p < 0,001; e a segunda foi de 62,9 mmHg ±10,22 mmHg *versus* não chagásicos 68,6 mmHg ±15,7 mmHg; p = 0,02).

Treze pacientes morreram durante a internação (não chagásicos 0 *versus* chagásicos 3; p = NS). No primeiro ano de seguimento, os pacientes com doença de Chagas tiveram mortalidade significativamente maior (chagásicos 31% *versus* não chagásicos 15%; p = 0,04).[42]

Os pacientes com doença de Chagas e insuficiência cardíaca descompensada necessitaram de inotrópico positivo com maior frequência e por tempo mais prolongado que os não chagásicos, além de apresentarem maior mortalidade no primeiro ano de seguimento.[42]

Os achados desse estudo confirmam os dados da literatura, os quais indicam que, com frequência, pacientes com doença de Chagas são mais graves que os não chagásicos e internam com pressão arterial mais baixa, achado este associado sempre a pior prognóstico. Apesar de apresentarem fração de ejeção semelhante, apresentavam-se mais hipotensos, o que levou à prescrição de inotrópicos mais frequentemente. Por sua gravidade, foram necessários mais dias de inotrópicos para compensação. No hospital, a mortalidade foi semelhante, mas no seguimento esse comprometimento cardíaco mais acentuado promoveu maior mortalidade entre os portadores de doença de Chagas do que entre os não chagásicos, achado já descrito em artigos que analisaram essa doença.[6,42]

CAPÍTULO 8
Prescrição de vasodilatadores

A insuficiência cardíaca crônica descompensada é hemodinamicamente caracterizada por redução do débito cardíaco, aumento da resistência periférica e aumento da pressão de capilar pulmonar.[34] Para o controle da descompensação cardíaca, os estudos vêm mostrando que os vasodilatadores são a pedra fundamental do tratamento, muitas vezes difíceis de utilizar pela pressão arterial reduzida que os pacientes apresentam. Contudo, se os pacientes não forem vasodilatados, dificilmente compensarão. Aprendemos, nesses 30 anos, a reconhecer a importância de se prescrever os vasodilatadores: naqueles com limiar pressórico bom, isoladamente; e naqueles com sinais de baixo débito, em associação com suporte inotrópico, como já descrevemos nos capítulos anteriores. Nos pacientes mais graves, com frequência, torna-se necessário associar vasodilatadores (inibidores da enzima conversora da angiotensina, bloqueadores dos receptores da angiotensina, hidralazina e nitrato). A seguir, apresentamos 2 estudos realizados em nossa enfermaria, mostrando a sua importância e ser possível sua prescrição em hospital sem terapia intensiva.

ASSOCIAÇÃO DE MÚLTIPLOS VASODILATADORES NA INSUFICIÊNCIA CARDÍACA AVANÇADA

Os vasodilatadores são medicamentos fundamentais para o tratamento da insuficiência cardíaca, e pacientes em estágio avançado com frequência necessitam de vasodilatação mais intensa. Dados de estudos hemodinâmicos realizados em nossa enfermaria mostram que pacientes com insuficiência cardíaca descompensada, mesmo em uso de inibidores da enzima conversora da angiotensina, apresentavam medidas hemodinâmicas que mostravam débito cardíaco reduzido e resistência periférica elevada.[34]

Na insuficiência cardíaca avançada descompensada, a vasodilatação é medida importante para a compensação. Em nossa enfermaria, no Hospital Auxiliar de Cotoxó, utilizamos nos pacientes vasodilatadores orais e, por muitos apresentarem insuficiência cardíaca avançada de difícil controle, com frequência se tornou necessária a prescrição de associação de vasodilatadores.

Realizamos um estudo para avaliar se o uso de múltiplos vasodilatadores na insuficiência cardíaca avançada proporciona melhor evolução nos descompensados.[43]

Foram selecionados pacientes internados com insuficiência cardíaca descompensada que necessitavam de inotrópicos para compensação, apresentavam fração de ejeção do ventrículo esquerdo < 45% e que receberam alta usando vasodilatadores em doses otimizadas.

Os pacientes foram divididos em 2 grupos de acordo com o número de vasodilatadores na alta hospitalar: grupo 1 (G1), pacientes com doses elevadas de apenas um vasodilatador; e grupo 2 (G2), pacientes com múltiplos vasodilatadores, sendo pelo menos um deles em dose alta. Foi considerada dose alta de vasodilatador (mg/dia): captopril ≥ 75, enalapril ≥ 20, losartana ≥ 50, hidralazina ≥ 150. Empregaram-se os testes t de Student, exato de Fisher e Qui-quadrado para a comparação dos grupos, sendo considerado significante p < 0,05.

Dos 106 pacientes avaliados, 31 (29,2%) necessitaram de prescrição de vasodilatadores associados. A idade média foi semelhante nos 2 grupos. A fração de ejeção do ventrículo esquerdo média no G1 foi de 25% ±0,07% e no G2 foi de 23% ±0,07%; p = NS. O tempo médio de uso de droga vasoativa no G1 foi de 9,64 (7,29) dias e no G2 foi de 17,46 (18,06) dias; p = 0,04. O tempo de internação foi maior no grupo 2 (G1 = 26 ±11,91 dias *versus* G2 34,7 ±20,34 dias; p = 0,03), no qual foi prescrita uma média de 2,55 (0,57) vasodilatadores por paciente.

No acompanhamento de 6 meses, a mortalidade no G1 (um vasodilatador) foi de 17% e no G2 (associação de vasodilatadores), de 9,7%; p = 0,31. Observou-se também incidência de eventos combinados (morte e piora da insuficiência cardíaca) em 63% dos pacientes do grupo G1 contra 52% entre os pacientes do grupo G2; p = 0,29 (Figura 52).[43]

O esquema de vasodilatadores múltiplos foi empregado no grupo de pacientes mais graves (levaram mais tempo para compensar) e, mesmo entre estes, houve melhora na sua evolução quando comparados ao grupo que usou apenas um vasodilatador. Não houve diferença significativa no desfecho entre os grupos, provavelmente por falta de poder estatístico; no entanto, o número de eventos foi menor no grupo mais grave.

Esse estudo, apesar de realizado com pequeno número de pacientes, mostrou a importância de se vasodilatar os indivíduos com insuficiência cardíaca avançada e que casos mais graves necessitam de associação de vasodilatadores para sua compensação.[43] Mostrou também que múltiplos vasodilatadores podem ser prescritos na enfermaria.

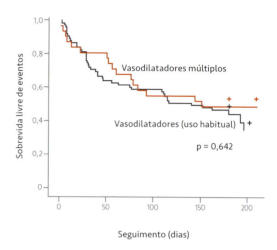

FIGURA 52 Os pacientes mais graves com insuficiência cardíaca recebendo associação de vasodilatadores tiveram evolução semelhante aos menos graves.[43]

ADIÇÃO DO BLOQUEADOR DOS RECEPTORES DA ANGIOTENSINA II NA INSUFICIÊNCIA CARDÍACA DESCOMPENSADA

Na mesma linha do estudo anterior, analisando a importância da vasodilatação no tratamento da insuficiência cardíaca avançada descompensada, avaliamos o efeito da associação de um inibidor da enzima conversora da angiotensina com um bloqueador do receptor da angiotensina, fundamentados no estudo CHARM Adição, para verificar sua aplicação na insuficiência cardíaca aguda.[44]

Durante a descompensação, ocorre uma intensa ativação do sistema renina-angiotensina-aldosterona. Entretanto, o uso de inibidor da enzima de conversão da angiotensina pode não bloqueá-lo completamente. Na insuficiência cardíaca acentuada, a vasoconstrição é um achado fisiopatológico importante que dificulta a compensação dos pacientes. Assim, a adição de bloqueador do receptor da angiotensina poderia ser útil para promover vasodilatação, e essa vasodilatação adicional poderia ser de grande utilidade para a compensação dos pacientes com insuficiência cardíaca acentuada e, em especial, para aqueles que ficam dependentes de dobutamina.

Avaliamos a eficiência da associação do bloqueador do receptor da angiotensina com o inibidor da enzima conversora da angiotensina para a retirada da dobutamina de pacientes dependentes do medicamento, na insuficiência cardíaca avançada e descompensada.[44]

Em um estudo caso-controle (n = 24), selecionamos pacientes internados na enfermaria do Hospital Auxiliar de Cotoxó por descompensação da insuficiência cardíaca e com uso por mais de 15 dias de dobutamina, submetidos a uma ou mais tentativas, sem sucesso, de sua retirada. Os pacientes receberam dose otimizada de inibidor da enzima conversora da angiotensina e tinham fração de ejeção do ventrículo esquerdo < 0,45.

Os pacientes foram divididos em 2 grupos: um que recebeu adicionalmente bloqueador do receptor da angiotensina (n = 12) e outro que não recebeu (controle, n = 12). O desfecho foi o sucesso na retirada da dobutamina, avaliado pela regressão logística, sendo considerado significante, com p < 0,05.

A população internada no Hospital Auxiliar de Cotoxó é sempre muito grave. A amostra apresentava fração de ejeção do ventrículo esquerdo média de 0,25, a idade média era de 53 anos e os pacientes estavam recebendo dobutamina na dose média de 10,7 mcg/kg/min.

A retirada de dobutamina foi possível em 8 pacientes do grupo que recebeu adicionalmente o bloqueador do receptor da angiotensina (67,7%) e em 2 do grupo-controle (16,7%) (Figura 53). A *odds ratio* foi de 10,0 (IC95%: 1,4-69,3; p = 0,02).[44]

A piora da função renal foi semelhante nos 2 grupos (grupo bloqueador do receptor da angiotensina: 42% *versus* grupo-controle: 67%; p = 0,129).

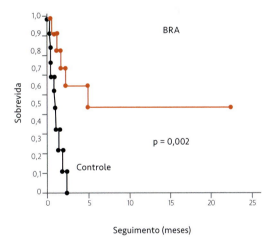

FIGURA 53 Curvas de estimativa de sobrevida conforme prescrição ou não de bloqueador do receptor da angiotensina (BRA) em adição ao inibidor da enzima conversora da angiotensina.[44]

A associação do bloqueador do receptor da angiotensina com o inibidor da enzima conversora da angiotensina foi eficaz e permitiu a retirada da dobutamina na insuficiência cardíaca avançada descompensada. A piora da função renal foi semelhante em ambos os grupos.

Nossos resultados mostraram que a associação de um bloqueador do receptor da angiotensina com o inibidor da enzima conversora da angiotensina foi importante para a suspensão da dobutamina em pacientes resistentes à sua retirada na insuficiência cardíaca descompensada grave.

A probabilidade de retirada da dobutamina foi 10 vezes maior com o uso da associação do bloqueador do receptor da angiotensina com o inibidor da enzima conversora da angiotensina do que somente com a dose plena de inibidor da enzima conversora da angiotensina. Os pacientes do grupo-controle morreram com maior frequência do que o grupo que teve associação de vasodilatadores. A dependência de dobutamina tem se mostrado uma situação clínica associada a risco muito maior de morte.[44]

Por essas razões, consideramos a associação do bloqueador do receptor da angiotensina com o inibidor da enzima conversora da angiotensina (vasodilatação) uma boa opção para reverter a dependência de suporte inotrópico. Em nossos pacientes, a piora da função renal foi frequente, provavelmente em virtude da gravidade da insuficiência cardíaca, mas não foi diferente entre os grupos.

Embora, nos dias de hoje, a literatura e as diretrizes não indiquem essa associação de vasodilatadores, em nossa experiência, em pacientes selecionados e bem acompanhados, tal associação se mostrou uma boa opção para se obter uma vasodilatação mais completa e melhorar a evolução dos pacientes mais graves. Nesses pacientes selecionados, não observamos acentuação da insuficiência renal, muito temida com a associação de 2 bloqueadores do sistema renina-angiotensina.[44]

Esse foi mais um estudo que mostra a importância da vasodilatação para o controle da insuficiência cardíaca avançada e que a associação de vasodilatadores é com frequência necessária, podendo ser realizada em enfermaria.

CAPÍTULO 9
Prescrição de espironolactona para pacientes com insuficiência cardíaca descompensada

O prognóstico dos pacientes com insuficiência cardíaca crônica melhorou muito com a prescrição das drogas que modificam o prognóstico (DMP). Quando internados, muitos pacientes chegam tomando as 3 drogas: inibidores da enzima conversora da angiotensina/bloqueadores dos receptores da angiotensina (IECA/BRA), betabloqueadores e espironolactona. Temos discutido bastante sobre a conduta de diversos médicos que, quando o paciente descompensa, suspendem as 3 drogas. Temos proposto que os vasodilatadores não sejam suspensos na descompensação, pois os pacientes, como vimos, estão vasoconstritos e é necessário ampliar a vasodilatação por terem descompensado. A suspensão dos betabloqueadores será discutida no Capítulo 10.

A espironolactona está indicada na insuficiência cardíaca crônica avançada; entretanto, na fase descompensada, em razão da piora da função renal, é possível que sua prescrição possa promover hiperpotassemia.

Avaliamos, em nossa enfermaria, a influência da manutenção da espironolactona em pacientes internados com insuficiência cardíaca descompensada no aumento sérico de potássio.

Foram selecionados 186 pacientes hospitalizados por insuficiência cardíaca descompensada, com fração de ejeção do ventrículo esquerdo < 0,45 e potássio sérico entre 3,5 e 5,5 mEq/L. Critérios de exclusão: creatinina sérica ≥ 2,5 mg/dL e/ou ureia ≥ 100 mg/dL.

Os pacientes foram divididos segundo o uso e a manutenção da espironolactona (grupo E) ou não (grupo C). O desfecho analisado foi o aumento do potássio (> 6,0 mEq/L) e o uso de poliestireno de cálcio (Sorcal®).

Foram estudados 186 pacientes (grupo E: n = 56; grupo C: n = 130), com fração de ejeção média do ventrículo esquerdo de 0,25. A incidência de hiperpotassemia na população estudada foi de 7,69%, sendo mais frequente no grupo E (10,7% *versus* 5,4%) (Figura 54). A prevalência de hiperpotassemia e o uso de poliestireno de cálcio foram 2 vezes maiores no grupo em que a espironolactona foi mantida durante a internação.[45]

Observamos, nos pacientes internados em nossa enfermaria, que os uso da espironolactona esteve associado ao aumento não significativo, porém relevante, da ocorrência de hiperpotassemia e insuficiência renal.

A suspensão da espironolactona durante a hospitalização poderá reduzir a incidência de hiperpotassemia.

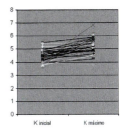 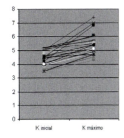

FIGURA 54 Níveis de potássio nos pacientes internados para compensação com ou sem espironolactona. Os pacientes com espironolactona apresentaram, com maior frequência, níveis elevados de potássio sérico.[45]

Os nossos dados e os da literatura indicam que a hiperpotassemia é uma complicação frequente na insuficiência cardíaca avançada descompensada e que seu aparecimento determina mudanças na forma de tratamento. Nossos achados mostraram também que a hiperpotassemia foi pelo menos 2 vezes mais frequente nos casos que estavam sendo tratados com a espironolactona.[45]

Dado que a incidência de hiperpotassemia é maior na descompensação, principalmente se a espironolactona estiver presente, e que a suspensão de alguns dias do medicamento provavelmente não mudaria a evolução, a conduta preventiva de suspendê-la durante a internação parece adequada. Após a alta, a espironolactona poderia ser reintroduzida para a continuação do acompanhamento ambulatorial.

Desde que realizamos esse estudo, adotamos a conduta de suspender a espironolactona dos pacientes que internam para compensação, assim como os inibidores da enzima conversora da angiotensina ou os bloqueadores dos receptores da angiotensina, cujo uso prolonga a internação e retarda a prescrição dos indispensáveis vasodilatadores.

CAPÍTULO 10
Prescrição de betabloqueador na insuficiência cardíaca descompensada

Os betabloqueadores são o principal medicamento para o tratamento da insuficiência cardíaca crônica. Estudos têm mostrado que os betabloqueadores são os medicamentos que mais reduzem a mortalidade dos portadores de insuficiência cardíaca, além de promoverem reversão da dilatação cardíaca e melhorarem de maneira importante a qualidade de vida. No entanto, ao serem prescritos, podem ocasionar piora do quadro clínico por seu efeito inotrópico negativo, especialmente observado quando se inicia o tratamento. A longo prazo, os benefícios do bloqueio da atividade simpática se superpõem aos efeitos deletérios, e o betabloqueador torna-se o principal medicamento para o controle da insuficiência cardíaca.

Diante dos benefícios dos betabloqueadores no tratamento da insuficiência cardíaca crônica, constata-se um crescimento de pacientes tratados com esse fármaco e, em consequência, um aumento de pacientes que descompensam na vigência do tratamento. Uma vez que os betabloqueadores têm efeito inotrópico negativo, esses medicamentos são suspensos na descompensação cardíaca pela maioria dos médicos.

O tema suspensão dos betabloqueadores na descompensação cardíaca suscita discussão, com as diretrizes propondo sua manutenção nos casos de descompensação de pacientes com perfil B (sem baixo débito) e sua suspensão nos casos com perfil C (com baixo débito).

Nesses 30 anos de tratamento da insuficiência cardíaca no Hospital Auxiliar de Cotoxó, analisamos esses aspectos e passamos a não suspender sistematicamente os betabloqueadores nos pacientes descompensados. A partir deste capítulo, será apresentada nossa experiência no tratamento da insuficiência cardíaca em pacientes betabloqueados.

É NECESSÁRIO SUSPENDER O BETABLOQUEADOR NA INSUFICIÊNCIA CARDÍACA DESCOMPENSADA COM BAIXO DÉBITO? USO CONCOMITANTE COM DOBUTAMINA

Quanto à necessidade ou não de suspender os betabloqueadores, a literatura tem publicado número crescente de artigos sobre o assunto, mas o tema ainda suscita dúvidas.

Análise retrospectiva de ensaios clínicos e de registros de casos com insuficiência cardíaca mostrou que a evolução dos pacientes com insuficiência cardíaca descompensada nos quais o betabloqueador foi suspenso foi acompanhada de mortalidade maior do que aquela observada nos pacientes em que o betabloqueador foi mantido.

Esses resultados criaram polêmica sobre manter ou suspender o betabloqueador na descompensação cardíaca, somando-se a isso a dúvida de como tratar a descompensação, especialmente nos pacientes com quadro de baixo débito cardíaco que estavam sob tratamento com betabloqueador.

A dobutamina, quando necessária, é a medicação mais empregada para suporte inotrópico. Visto que a dobutamina é um inotrópico betaestimulante e os betabloqueadores bloqueiam os receptores beta-adrenérgicos, a prescrição dos 2 concomitantemente poderia resultar em redução do efeito inotrópico da dobutamina, além de dificultar e prolongar o tempo necessário de tratamento para se obter a compensação cardíaca.

Em nosso hospital, uma vez que o betabloqueador não é mais sistematicamente suspenso na descompensação cardíaca, observou-se um crescimento no número de pacientes em uso concomitante de betabloqueador e de dobutamina. Assim, avaliamos prospectivamente se a evolução dos pacientes em uso concomitante dos 2 medicamentos seria diferente da evolução daqueles que descompensaram sem betabloqueador ou daqueles em que o betabloqueador foi suspenso para que fosse prescrito o suporte inotrópico com a dobutamina.[46]

Foram estudados 44 pacientes com fração de ejeção do ventrículo esquerdo < 45%, todos tratados com inotrópicos por apresentarem quadro de baixo débito (perfil C).

Os pacientes foram divididos em 3 grupos de acordo com o uso de betabloqueador: grupo A (n = 8), sem uso de betabloqueador na admissão; grupo B (n = 25), em uso de betabloqueador, que foi suspenso após a infusão de dobutamina; grupo C (n = 11), em uso de betabloqueador, que foi mantido com a prescrição da dobutamina. Para comparação dos grupos, foram utilizados os testes t de Student, exato de Fisher e Qui-quadrado, considerando significante p < 0,05.

Os pacientes, como característica de nossa enfermaria, eram graves, e a fração de ejeção do ventrículo esquerdo média era de 23,8% ±6,6%.

O primeiro ponto que merece destaque é a constatação de que a maioria dos pacientes que descompensaram e procuraram o pronto-socorro estava em uso de betabloqueador (81,8%). Esse número estava de acordo com o levantamento realizado em nossa instituição, que revelou que mais de 70% dos pacientes com insuficiência cardíaca do ambulatório recebiam prescrição de betabloqueador.

Na comparação entre os 3 grupos de pacientes, observamos que o tempo médio de uso de dobutamina foi semelhante em todos (p = 0,35) e que o uso concomitante de dobutamina e betabloqueador não aumentou o tempo de internação (com betabloqueador 20,36 dias ±11,04 dias *versus* sem betabloqueador 28,37 dias ±12,76 dias; p = NS).

Na análise do tempo de internação, observamos que os pacientes que não usavam betabloqueador, ao descompensar, ficaram mais tempo hospitalizados (28,37 dias ±12,76 dias) e receberam dobutamina por tempo mais prolongado (15,37 dias ±4,45 dias) do que os outros 2 grupos. O tempo médio de internação foi 24% maior nos pacientes do grupo A em comparação aos pacientes que estavam sendo tratados com betabloqueador e ele foi suspenso, e 39% maior em comparação aos indivíduos em que o betabloqueador foi mantido. Quanto ao tempo de inotrópico, nos pacientes que descompensaram e não estavam em uso de betabloqueador, ele foi 82% superior ao grupo B (betabloqueador suspenso) e quase o dobro do que o do grupo C (betabloqueador mantido) (94%). As diferenças não atingiram significância estatística, mas a diferença numérica absoluta foi grande. É interessante assinalar que o grupo que não estava recebendo o betabloqueador, ao chegar ao pronto-socorro, apresentava níveis de ureia e creatinina mais baixos do que os grupos que estava em uso de betabloqueador. O não uso de betabloqueador não parece ter ocorrido por terem esses pacientes quadros de IC mais acentuada ou mais grave.[46]

Os nossos resultados mostraram que estar em uso de betabloqueador ao descompensar não indicou que a compensação seria mais difícil. Os pacientes que descompensaram e não tiveram o betabloqueador suspenso necessitaram de menos tempo de inotrópico para a compensação e ficaram, ao todo, menos tempo internados que os sem betabloqueador (20,36 dias ±11,04 dias *versus* 28,37 dias ±12,76 dias). Esse resultado permite inferir que estar em uso de betabloqueador ao descompensar não identifica um grupo mais grave ou um grupo em que será mais trabalhosa a compensação cardíaca (Figura 55).

Quando se compara o grupo em que o betabloqueador foi suspenso ao se iniciar a infusão de dobutamina com o grupo em que o betabloqueador foi mantido durante a infusão, não houve diferença expressiva entre eles quanto ao tempo de uso do inotrópico bem como quanto ao tempo de internação total, embora em números absolutos o tempo de internação tenha sido menor no grupo em que o betabloqueador foi mantido. Concluímos que a manutenção do betabloqueador não influiu negativamente na evolução dos casos.[46]

Sem dúvida, contribuiu para o tempo prolongado de internação a conduta de introduzir e otimizar a dose do betabloqueador durante a internação (FAST-carvedilol). Quando analisamos os 3 grupos, observa-se que os pacientes permaneceram hospitalizados por cerca de 13 dias após a suspensão do inotrópico, período em que o betabloqueador teve a dose aumentada para se poder dar alta com os pacientes recebendo dose terapêutica do betabloqueador. Se retirarmos esses 13 dias do tempo total de internação, verificamos que o tempo restante não difere do descrito nos hospitais brasileiros.

O resultado mais importante desse estudo foi observar que não suspender o betabloqueador possibilitou dar alta para os pacientes com dose eficaz de carvedilol, sendo a dose média da alta de 26,84 mg/dia ±17,14 mg/dia, ou seja, em média 12,5 mg, 2x/dia. Quando comparamos os 3 grupos, constatamos que a dose de carvedilol do grupo C, no qual o betabloqueador não foi suspenso durante o uso da dobutamina para compensação cardíaca, foi significativamente maior do que a dos outros 2 grupos. A dose do grupo C foi 34% maior do que a do grupo que não estava tomando betabloqueador no pronto-socorro e 55%

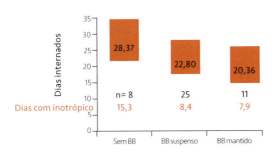

FIGURA 55 Os pacientes que não tiveram o betabloqueador (BB) suspenso permaneceram menos tempo hospitalizados do que aqueles nos quais o betabloqueador foi suspenso ou que não estavam sendo tratados com betabloqueador.[46]

maior do que a do grupo em que o carvedilol foi suspenso ao se introduzir a dobutamina (35,79 mg/dia ±17,25 mg/dia *versus* 26,56 mg/dia ±18,83 mg/dia e 23,00 mg/dia ±16,08 mg/dia, respectivamente).[46]

Constatamos que não suspender o betabloqueador durante a internação facilitou a otimização do tratamento no momento da alta. Dado que muitos médicos persistem com receio em prescrevê-lo, especialmente para pacientes que descompensaram e necessitaram de suporte inotrópico, e, quando o prescrevem, utilizam dose baixa, dar alta com o tratamento otimizado é fundamental para que o paciente possa ser beneficiado.[46]

Nossos dados chamam a atenção para a importância de se iniciar o tratamento com betabloqueador durante a hospitalização. Em nosso serviço, ampliamos essa conduta, mantendo o paciente internado por mais alguns dias para dar alta com o tratamento otimizado. Com ela, observa-se redução na taxa de re-hospitalização e na mortalidade; quanto maior a dose do betabloqueador prescrita, maior é essa redução. Assim, otimizamos o tratamento de todos, com a maioria recebendo alta com dose superior a 12,5 mg, 2x/dia de carvedilol (26,84 mg/dia ±17,24 mg/dia).

Com a não suspensão do betabloqueador na internação, os pacientes atingiram, com a otimização, doses mais elevadas do medicamento (35,79 mg/dia ±17,25 mg/dia).

Para concluir, é possível manter o betabloqueador durante a descompensação cardíaca, mesmo em pacientes com sinais de baixo débito e que necessitam de suporte inotrópico. Essa conduta não foi acompanhada de pior evolução. Foi possível utilizar dobutamina e betabloqueador concomitantemente, e a evolução desses pacientes foi semelhante à daqueles em que o betabloqueador foi suspenso. Ao não suspender o betabloqueador, os pacientes tiveram alta com doses otimizadas da medicação.[46]

A manutenção do betabloqueador foi segura mesmo nos pacientes em que a dobutamina foi prescrita concomitantemente, e a manutenção do betabloqueador associada ao uso da dobutamina não aumentou o tempo de internação e não foi acompanhada de pior evolução.[45]

IMPACTO DO CARVEDILOL NA SOBREVIDA DE PACIENTES COM INSUFICIÊNCIA CARDÍACA AVANÇADA E DOENÇA DE CHAGAS

Os betabloqueadores são o principal medicamento para tratar a insuficiência cardíaca crônica; no entanto, temos poucos estudos avaliando o seu papel no tratamento de pacientes com doença de Chagas. Há alguns questionamentos sobre ele ser bem tolerado e mesmo se haveria lugar para sua prescrição nos pacientes chagásicos, uma vez que, com certa frequência, são bradicárdicos e têm o sistema de condução comprometido. Não há estudos específicos com pacientes portadores da doença.

Realizamos um estudo para avaliar o efeito da prescrição de carvedilol nas hospitalizações e na sobrevida de pacientes com insuficiência cardíaca avançada e doença de Chagas que foram hospitalizados para compensação.[47]

Os dados de sua eficácia são escassos, pois esses pacientes são com frequência excluídos dos grandes ensaios clínicos.

Foram revisados os dados de uma coorte de 76 pacientes com insuficiência cardíaca avançada e doença de Chagas admitidos para compensação no Hospital Auxiliar de Cotoxó, acompanhados por pelo menos 1 ano após a alta. Os pacientes tiveram prescrição do carvedilol durante a hospitalização e suas doses otimizadas no ambulatório. Avaliou-se a mortalidade no seguimento. Empregou-se a análise de regressão de Cox para a mortalidade.

Trinta e oito pacientes iniciaram o carvedilol durante a hospitalização. Não foram detectadas diferenças basais entre os pacientes que tiveram ou não prescrição dos betabloqueadores. No seguimento, os pacientes que receberam prescrição de carvedilol apresentaram menor mortalidade e menor incidência do evento composto de morte e hospitalização. Na análise multivariada, foram preditores independentes de mortalidade a prescrição de carvedilol (*hazard ratio* [HR] = 0,25; p < 0,001) e níveis de sódio baixo (Na ≤ 135 mEq/L, HR = 2,12; p = 0,034) (Figura 56).

Os pacientes que receberam prescrição de carvedilol tiveram redução de 75% na mortalidade em comparação aos não betabloqueados.[47]

Esse estudo mostrou que a prescrição de betabloqueador nos pacientes com insuficiência cardíaca e doença de Chagas promoveu importante redução de mortalidade e hospitalização na evolução, bem como que o medicamento foi bem tolerado,

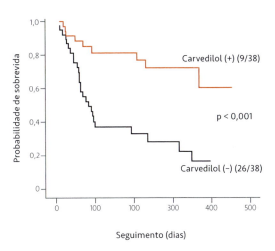

FIGURA 56 Curvas de sobrevida de pacientes com insuficiência cardíaca avançada e doença de Chagas, tratados ou não com carvedilol, mostrando que a prescrição do medicamento reduziu a mortalidade.[47]

revelando não ser a doença de Chagas uma contraindicação. Esse resultado indicou também que são medicamentos importantes para tentar mudar a história natural da insuficiência cardíaca e devem ser sempre prescritos para todos, na ausência de contraindicações.

IMPACTO DA TITULAÇÃO RÁPIDA DO BETABLOQUEADOR NO REMODELAMENTO CARDÍACO E NA MORTALIDADE EM PACIENTES COM INSUFICIÊNCIA CARDÍACA AVANÇADA (FAST-CARVEDILOL)

Em nossa vivência, no Hospital Auxiliar de Cotoxó, observamos que muitos pacientes que internavam para compensar, reinternavam em poucos dias e que isso não era infrequente. Avaliando as causas, pôde-se detectar que um dos motivos para essa constatação era que os pacientes não estavam recebendo o tratamento correto da insuficiência cardíaca; em geral, eram internados tomando doses baixas de vasodilatadores (inibidores da enzima conversora da angiotensina ou bloqueadores dos receptores da angiotensina) e do betabloqueador. Uma das razões para o não aumento da dose era o grande intervalo entre a alta e a consulta seguinte no ambulatório e o retorno, que também era muito afastado, muitas vezes em meses. Não podemos deixar de mencionar que, pela gravidade dos pacientes (muitos com pressão arterial sistólica de 90 mmHg), muitos médicos no ambulatório consideravam que, pelas condições clínicas do paciente, seria mais prudente não aumentar a dose dos medicamentos por receio de hipotensão.

Diante disso, a equipe passou a considerar a possibilidade de, após a compensação, manter o paciente hospitalizado por alguns dias e otimizar a dose dos medicamentos, em especial a dos betabloqueadores sob supervisão no hospital. Para não prolongar em demasia as hospitalizações, passou-se a realizar um betabloqueio rápido, com elevação das doses a cada 2 dias.

Essa proposta, apesar de prolongar a hospitalização, visava a reduzir as reinternações, de tal forma que o custo da internação poderia ser compensado pela não reinternação.

Iniciamos o betabloqueio, e a cada 2 dias dobrávamos a dose. No dia seguinte ao aumento da dose, reavaliava-se o paciente; novamente no dia seguinte, a dose era dobrada de forma que, em 8 dias, o paciente estaria recebendo a dose-alvo de 25 mg, 2x/dia, de carvedilol. Na reavaliação, verificava-se a situação clínica do paciente (frequência cardíaca > 55 bpm, pressão arterial sistólica > 90 mmHg ou a não ocorrência de piora da insuficiência cardíaca). Tratando-se de conduta inovadora e não testada quanto à segurança, realizamos o estudo FAST-carvedilol, que procurou avaliar se essa conduta seria segura e eficaz.[47,48]

Foram selecionados de maneira randomizada 92 pacientes com insuficiência cardíaca avançada, em CF IV (NYHA) e fração de ejeção do ventrículo esquerdo ≤ 45%, hospitalizados para compensação no Hospital Auxiliar de Cotoxó, que foram acompanhados por 1 ano após a alta.[47,48] Os pacientes foram divididos em 2 grupos: 46 no grupo-tratamento (GT) e 46 no grupo-controle (GC). Durante a hospitalização, eles foram randomizados para receber a titulação rápida do carvedilol, com aumento da dose a cada 2 dias (GT), ou para continuar com o tratamento usual (GC). Na análise estatística, empregaram-se os testes t de Student, U de Mann-Whitney, do Qui-quadrado, o teste exato de Fischer e as curvas de sobrevida de Kaplan-Meier, empregando o teste de Log-rank para comparação. Pelo modelo de Cox, calculou-se o *hazard ratio* (HR), considerando-se diferenças significantes quando p < 0,05.

Em um primeiro trabalho, avaliamos a segurança da conduta; para verificar sua eficácia, analisamos se o betabloqueio rápido modificaria o remodelamento cardíaco e a evolução dos pacientes.

Constatamos que o betabloqueio rápido foi bem tolerado pela maioria dos pacientes, com 50% do GT atingindo (tolerando) a dose-alvo; 15,2% toleraram 12,5 mg, 2x/dia; 19,6% tiveram alta com 6,25 mg, 2x/dia; e 15,2% com 3,125 mg, 2x/dia. Esses dados mostraram que a maioria (65,2%) dos pacientes tolerou 50% ou mais da dose-alvo e que 34,8% não toleraram. No conjunto, com base na avaliação clínica diária, foi possível aumentar com segurança a dose do carvedilol de maneira rápida; havendo sinais de intolerância, mantinha-se a dose mais bem tolerada, de tal forma que essa conduta se mostrou segura.[48-50]

Com o intuito de analisar a efetividade dessa conduta, avaliou-se o seu impacto no remodelamento cardíaco e constatou-se que o GT apresentou reversão do remodelamento cardíaco, apresentando redução significante dos diâmetros diastólico final (p < 0,001) e sistólico final do ventrículo esquerdo (p = 0,036) e aumento da fração de ejeção em relação ao GC (p < 0,001) (Figura 57).[48]

Ao lado da maior reversão da dilatação cardíaca com o betabloqueio rápido, observou-se que os pacientes do GT apresentaram probabilidade menor de serem hospitalizados do que os pacientes do GC (p = 0,045). A probabilidade de sobrevida foi significativamente maior no GT (65,2% *versus* 43,5%) em relação ao GC (p = 0,002) (Figura 58).

Os resultados confirmaram a impressão observada em nossa prática diária da enfermaria, da segurança da conduta, e mostraram que a titulação rápida da dose de betabloqueador foi segura e promoveu reversão

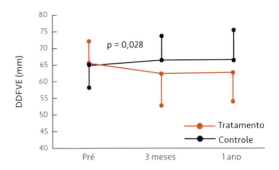

FIGURA 57 Reversão do remodelamento cardíaco nos pacientes do grupo FAST.[48]
DDFVE: diâmetro diastólico final do ventrículo esquerdo.

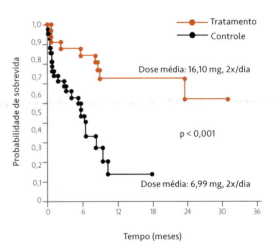

FIGURA 58 Os pacientes betabloqueados de maneira rápida durante a hospitalização tiveram menor mortalidade do que os pacientes tratados de maneira habitual.[48,49]

do remodelamento cardíaco, maior período livre de re-hospitalização e menor mortalidade do que a observada em pacientes betabloqueados de maneira habitual (não rápida).[48,49]

A DOSE DO BETABLOQUEADOR PRESCRITA MODIFICA O PROGNÓSTICO DA INSUFICIÊNCIA CARDÍACA AVANÇADA?

Os estudos sobre o tratamento da insuficiência cardíaca têm mostrado a importância dos betabloqueadores. São, no entanto, poucos os que analisam a função das doses nesse benefício, e muitas dessas análises foram baseadas em estudos retrospectivos de ensaios clínicos.

No Hospital Auxiliar de Cotoxó, avaliando os pacientes do estudo FAST-carvedilol, verificamos se a dose do betabloqueador realmente teria importância na melhora do prognóstico dos pacientes com insuficiência cardíaca avançada.[48-50]

Foram estudados 92 pacientes, todos em classe funcional III/IV (NYHA) e admitidos para compensação no Hospital Auxiliar de Cotoxó. A idade média dos pacientes foi de 62,1 anos, sendo a maioria homem (66,3%), com fração de ejeção média de 27,2%, e 50% apresentaram como etiologia a miocardiopatia não isquêmica. Todos receberam prescrição de carvedilol e metade deles teve a dose otimizada após compensação. Metade dos pacientes teve a dose do betabloqueador elevada a cada 2 dias e a outra metade teve o betabloqueador iniciado na internação, a dose sendo modificada de acordo com a avaliação dos médicos no ambulatório.

Ao final do primeiro ano de seguimento, 21,7% estavam recebendo 3,125 mg, 36,9% (6,25 mg), 14,1% (12,5 mg) e 27,2% (25 mg), 2x/dia. Os 4 grupos eram clinicamente semelhantes e não apresentavam diferenças na avaliação basal.

Foi curioso observar que os pacientes do grupo-controle não tiveram a dose do betabloqueador aumentada em ambulatório.

Na análise dos dados, observou-se nítida relação entre a dose prescrita do betabloqueador e a sobrevida. Os pacientes que receberam doses mais baixas tiveram pior prognóstico. A mortalidade foi de 86% no primeiro ano de seguimento naqueles recebendo 3,125 mg, 2x/dia; de 52% naqueles recebendo 6,25 mg, 2x/dia; de 39,4% naqueles que receberam 12,5 mg, 2x/dia; e de 12,7% naqueles que receberam 25 mg, 2x/dia ($p < 0,05$) (Figura 59). O número de dias vivo foi significativamente diferente entre os grupos: 109,2, 265,5, 248,9 e 343,4 dias, respectivamente.[50]

Os dados do estudo mostraram que pacientes com insuficiência cardíaca avançada tratados com doses altas de carvedilol tiveram sobrevida melhor (maior). Não houve diferenças entre os 4 grupos nas características

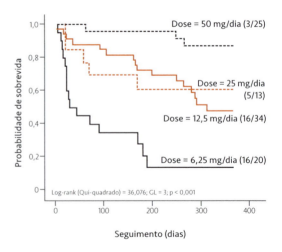

FIGURA 59 A dose do betabloqueador modifica substancialmente a sobrevida dos pacientes com insuficiência cardíaca avançada.[50]

basais, sugerindo que a não elevação da dose do carvedilol não foi decorrente da situação clínica (achados clínicos), mas por receio dos médicos em aumentar a dose em ambulatório (com base nas características clínicas dos pacientes).

Esses resultados sugerem fortemente que devemos sempre prescrever os betabloqueadores nas doses em que foram testadas nos grandes ensaios clínicos e indicadas nas diretrizes de tratamento da insuficiência cardíaca; doses baixas não modificaram o prognóstico e não tiveram sua eficácia comprovada.[50]

TOLERABILIDADE À RÁPIDA TITULAÇÃO DO CARVEDILOL DE PACIENTES CHAGÁSICOS

Iniciar a prescrição do betabloqueador nos pacientes hospitalizados para compensação, mesmo que tenham necessitado de suporte inotrópico, mostrou ser conduta segura e prática, com 70% dos casos recebendo alta em 1 semana com doses efetivas de carvedilol (25 a 50 mg/dia).

Quando se avaliam pacientes com doença de Chagas, as dúvidas são maiores pela falta de estudos orientando como realizar seu tratamento. Considerando os bons resultados do estudo FAST-carvedilol, procuramos em novo estudo verificar se a tolerabilidade ao betabloqueio rápido dos pacientes com doença de Chagas seria diferente da dos não chagásicos.[51]

Depois de compensados, 31 pacientes (idade média de 55,5 anos, 21 homens) com fração de ejeção do ventrículo esquerdo média de 29% receberam a dose inicial de 6,25 mg/dia, a qual foi duplicada a cada 2 dias desde que a frequência cardíaca > 55 bpm, pressão arterial sistólica > 90 mmHg ou que não ocorresse piora da insuficiência cardíaca. Treze dos 31 pacientes (41,98%) eram portadores de doença de Chagas e 18 (58,1%) eram não chagásicos. Compararam-se os 2 grupos quanto às características clínicas e à tolerância ao betabloqueio rápido na enfermaria.

Na comparação dos 2 grupos, não foram constatadas diferenças quanto às características clínicas, como idade, fração de ejeção do ventrículo esquerdo e principais exames laboratoriais. O diâmetro do ventrículo esquerdo foi discretamente maior nos chagásicos (7,24 cm ±0,56 cm versus 6,83 cm ±0,64 cm; p = 0,098). A dose média de carvedilol tolerada foi semelhante nos 2 grupos (32,21 mg ±17,31 mg entre os chagásicos versus 36,11 mg ±18,11 mg nos não chagásicos; p = 0,567). Na evolução, a mortalidade em 6 meses foi semelhante nos 2 grupos (5,3% entre os portadores de doença de Chagas versus 16,6% nos não chagásicos).[51]

Os portadores de doença de Chagas hospitalizados para compensação toleraram tão bem como os não chagásicos a titulação rápida de carvedilol. Diante dos benefícios que o tratamento com betabloqueador promove, não devemos deixar de oferecê-lo aos portadores de doença de Chagas.

BETABLOQUEADOR MODIFICA A EVOLUÇÃO DA INSUFICIÊNCIA CARDÍACA DESCOMPENSADA?

A manutenção dos betabloqueadores em pacientes com insuficiência cardíaca descompensada ainda é conduta polêmica. As diretrizes indicam que o betabloqueador pode ser mantido nos pacientes sem baixo débito, mas deveria ser suspenso naqueles com sinais de baixo débito. Em nosso hospital, o betabloqueador não é sistematicamente suspenso.

Em novo estudo, avaliamos se a manutenção do betabloqueador influenciaria na evolução dos pacientes com insuficiência cardíaca descompensada.[52]

No primeiro semestre de 2014, 132 pacientes foram internados para compensação. A maioria era composta de homens (59,1%), sendo a idade média de 65,4 anos ±13,0 anos. Do total, 86,3% estavam recebendo carvedilol (dose média 34,2 mg/dia ±20,6 mg/dia). Sinais de baixo débito estavam presentes em 69,7% dos casos que receberam dobutamina, e nesses pacientes a dose do betabloqueador foi reduzida pela metade. O tempo médio de hospitalização foi de 30,0 dias ±18,9 dias. A mortalidade hospitalar foi de 25,8%.

Para verificar o papel do betabloqueador na evolução dos pacientes, eles foram divididos em 2 grupos: aqueles com dose abaixo ou acima de 25 mg/dia (12,5 mg, 2x/dia) no dia da internação (Figura 60).

Os pacientes internados com doses mais elevadas eram mais jovens (62,4 anos ±13,8 anos versus 67,3 anos ±12,1 anos; p = 0,035). Os grupos foram semelhantes quanto ao grau de comprometimento cardíaco e características laboratoriais. A mortalidade hospitalar foi semelhante nos 2 grupos, independentemente da dose do betabloqueador que vinham recebendo (28,3% versus 24,1%; p = NS). A dose do betabloqueador (sem redução ou aumento) que vinham tomando não teve impacto na mortalidade durante a hospitalização.

No entanto, no seguimento, a dose do betabloqueador influenciou significativamente.

A mortalidade foi menor entre aqueles com dose mais elevada do betabloqueador (15,8% versus 32,8%; p < 0,05), respectivamente para doses médias de 53,8 mg/dia ±12,3 mg/dia versus 17,5 mg/dia ±7,2 mg/dia; p < 0,001 (Figura 61).

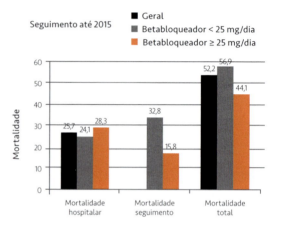

FIGURA 60 No seguimento, a mortalidade foi significativamente menor nos pacientes que tiveram alta com doses mais elevadas do carvedilol.[52]

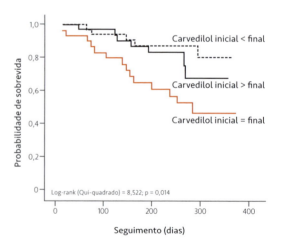

FIGURA 61 A sobrevida dos pacientes que tiveram a dose do betabloqueador elevada antes da alta foi superior à sobrevida daqueles em que a dose baixa foi mantida.[52]

Em pacientes com insuficiência cardíaca avançada descompensada, a dose que vinham tomando antes da hospitalização não influenciou a evolução intra-hospitalar. O uso de dobutamina não modificou essa evolução. Observou-se, no entanto, que a dose com a qual tiveram alta teve forte influência no seguimento. Os pacientes que tiveram alta com doses mais elevadas apresentaram mortalidade menor.[52]

A RESPOSTA AO CARVEDILOL É DIFERENTE CONFORME A MUTAÇÃO GENÉTICA?

Tem-se observado que a resposta aos medicamentos não é homogênea e que ela é mediada, em parte, pelas características genéticas dos indivíduos. Artigos mostraram que há pacientes que respondem melhor aos inibidores da enzima conversora da angiotensina, espironolactona e betabloqueadores.

No estudo MERIT-HF, observou-se que havia pacientes com doses elevadas de betabloqueador, mas que não respondiam ao tratamento, ao lado de outros que apresentavam melhora importante.

Como a resposta aos medicamentos parece não ser homogênea, analisou-se o possível papel do polimorfismo genético na resposta dos pacientes à terapia betabloqueadora. Atualmente, ainda são muitas as dúvidas em relação ao tratamento com betabloqueadores, pois a resposta parece não ser semelhante, havendo pacientes que toleram melhor a droga.

Estudos têm mostrado que a resposta do sistema adrenérgico é mediada pelas variantes genéticas dos adrenorreceptores centrais ou periféricos, tendo estes papel na fisiologia da insuficiência cardíaca. Essa variabilidade interindividual modifica inclusive o prognóstico da insuficiência cardíaca, com alguns pacientes apresentando mais eventos cardíacos a despeito da estabilidade clínica, moderada disfunção ventricular e preservada capacidade de exercício. Inversamente, outros, classificados clinicamente como portadores de insuficiência cardíaca avançada, evoluem com uma prolongada e não esperada sobrevida. Há dados mostrando que grande parte das diferenças percebidas na eficácia dos betabloqueadores, bem como a variabilidade de respostas a estes, podem ser atribuídas a algumas variações genéticas que afetam os receptores beta e suas vias de sinalização.

Na casuística do estudo FAST-carvedilol, foi avaliado se os polimorfismos ID-BK2R e ID-ADRA2B com verificação dos genótipos DD, ID e II poderiam identificar pacientes com diferente evolução, de maneira geral e após o tratamento.

As frequências absolutas e relativas dos polimorfismos ID-BK2R e ID-ADRA2B nos grupos estudados não apresentaram diferenças estatisticamente significativas.

Na avaliação da sobrevida e utilizando a curva de Kaplan-Meier para os pacientes segundo o polimorfismo BK2R, comparando os genótipos DD-ID e II no grupo-controle e DD-ID e II no grupo-tratamento (betabloqueado rapidamente), observou-se que os pacientes do grupo-controle II (homozigoto com gene inserido) apresentaram sobrevida significativamente menor do que os dos demais grupos. Os resultados da análise pelo modelo de Cox mostraram as razões de chances (HR) de morte, que se apresentaram do seguinte modo: grupo-tratamento II (FAST) (HR = 1,0), grupo-tratamento DD-ID (HR = 1,48), grupo-controle II (HR = 5,8) e grupo-controle DD-ID (HR = 2,78) (Figura 62).

Concluímos que o grupo-controle II (recebendo doses baixas de betabloqueador) apresentou aproximadamente 6 vezes maior chance de morte do que o grupo-tratamento II (FAST) (p < 0,001), e que os demais grupos não apresentaram diferença significativa da sobrevida em relação ao grupo-tratamento II.

De outra maneira, quando se compara a evolução dos pacientes do grupo-tratamento, constata-se que os pacientes com o gene inserido (II) responderam muito bem ao aumento da dose do betabloqueador, apresentando a menor mortalidade entre os pacientes. Diferentemente, mesmo recebendo dose mais elevada do betabloqueador, os pacientes com o gene deletado (DD ou DI) tiveram a pior evolução, mostrando que o carvedilol não a modificou.

Esses dados confirmam a hipótese de que a resposta ao tratamento difere segundo o polimorfismo que o paciente apresenta.

Quando a curva de sobrevida de Kaplan-Meier foi analisada para o polimorfismo ADRA2B e foram comparados os mesmos genótipos, observou-se que os grupos apresentaram diferenças significativas na sobrevida e que o grupo-tratamento DD-ID apresentou valores de sobrevida superiores aos demais. Seguindo os mesmos critérios e utilizando o modelo de Cox, foram calculadas as razões de chances (HR), que se apresentaram do seguinte modo: grupo-tratamento II (FAST) (HR = 2,58), grupo-tratamento DD-ID (HR = 1,0), grupo-controle II (HR = 4,4) e grupo-controle DD-ID (HR = 3,25) (Figura 63).

Para esse polimorfismo, a melhor resposta foi observada nos pacientes com o gene deletado (DD-ID), que receberam dose mais elevada, apresentando a melhor sobrevida. A pior sobrevida foi observada naqueles com dose baixa (DD-ID do grupo-controle).

Concluímos que o grupo-controle II apresentou aproximadamente 4 vezes maior chance de morrer do que o grupo-tratamento DD-ID (p = 0,004), e o grupo-controle DD-ID, 3 vezes maior chance.

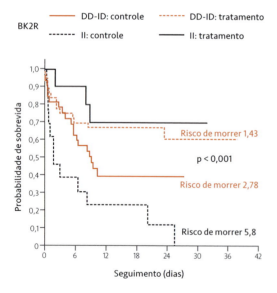

FIGURA 62 Os pacientes com o gene BK2R inserido (II) apresentaram redução de mortalidade com doses mais elevadas de betabloqueador, fato não observado com doses baixas.[53]

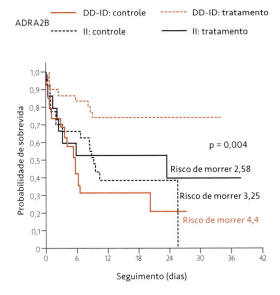

FIGURA 63 Os pacientes com o gene ADRA2B deletado (DD-ID) apresentaram redução de mortalidade quando tratados com doses mais elevadas do carvedilol, fato não observado com doses baixas.

Os achados desse estudo contribuem para a compreensão da modulação dos polimorfismos dos receptores beta-adrenérgicos na resposta clínica de pacientes com insuficiência cardíaca em tratamento com betabloqueadores. No entanto, deve-se ressaltar que a amostra testada é pequena e estudos confirmatórios são necessários para a verificação dessa hipótese, no intuito de mostrar se as variantes genéticas dos receptores beta-adrenérgicos podem ajudar a identificar os pacientes com insuficiência cardíaca mais responsivos aos betabloqueadores e, como consequência, uma melhor evolução clínica.

Os resultados permitem supor que, no futuro, antes de iniciarmos um tratamento com bloqueador neuro-hormonal ou betabloqueador, será indicado identificar o perfil genético e prescrever os medicamentos somente para os responsivos.

CAPÍTULO 11
Vasodilatação pelo calor de manta térmica em pacientes com insuficiência cardíaca descompensada

O calor promove vasodilatação e vem sendo estudado como forma de tratamento da insuficiência cardíaca. No Japão, a sauna é empregada em pacientes selecionados.

Considerando-se que a vasodilatação é importante para a compensação dos pacientes com insuficiência cardíaca, estudaram-se os efeitos hemodinâmicos de terapia com calor gerado por cobertor portátil infravermelho (manta térmica) em pacientes com insuficiência cardíaca descompensada (Figura 64).[54]

Foram selecionados pacientes internados para compensação que necessitaram de suporte inotrópico e tinham fração de ejeção do ventrículo esquerdo < 40%. Os pacientes foram divididos em 2 grupos (T e C). O grupo-tratamento foi aquecido com manta térmica em uma temperatura de 50°C. Realizaram-se medidas hemodinâmicas por termodiluição no início e aos 40 minutos de aquecimento.

Foram estudados 13 pacientes com idade média de 59 anos, dos quais 76,9% eram homens, sendo 46,1% portadores de doença de Chagas e que apresentavam BNP basal médio de 1.434 pg/mL, tendo 92,3% recebido suporte inotrópico com dobutamina.[54]

O índice cardíaco médio basal foi de 2,7 L/min, a resistência vascular sistêmica de 1.811 dinas/s.cm^{-5}.m^{-2}, e a pressão de capilar pulmonar de 29,66 mmHg.

Com o aquecimento dos pacientes, a resistência vascular sistêmica teve redução de 22,19% no grupo-tratamento (aquecido) e aumentou em 18,32% no grupo-controle (p < 0,001). O índice cardíaco teve aumento de 18,8% no grupo-tratamento e redução de 6,35% no grupo-controle (p = 0,074). A pressão de capilar pulmonar reduziu em 1,77% no grupo-controle e reduziu em 16,85% no grupo-tratamento (p = 0,311) (Figura 65).[54]

A vasodilatação induzida pelo calor através de cobertor portátil infravermelho (manta térmica) aumentou o índice cardíaco e reduziu a resistência periférica. O aquecimento dos pacientes melhorou a situação hemodinâmica e pode ser forma não medicamentosa de tratar pacientes descompensados.

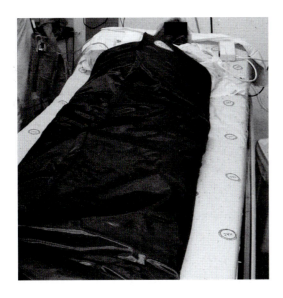

FIGURA 64 Paciente com insuficiência cardíaca envolvido na manta térmica.[54]

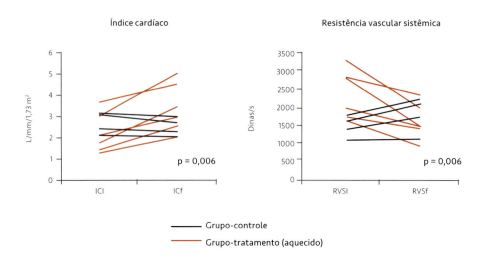

FIGURA 65 Perfil hemodinâmico antes e após o aquecimento dos pacientes.[54]

ICI: índice cardíaco inicial; ICf: índice cardíaco final; RVSI: resistência vascular sistêmica inicial; RVSf: resistência vascular sistêmica final.

CAPÍTULO 12

Principais contribuições da experiência de tratar insuficiência cardíaca em hospital sem terapia intensiva

A experiência de tratar a insuficiência cardíaca grave em hospital sem terapia intensiva, por 30 anos, permitiu acrescentar algumas inovações ao tratamento da insuficiência cardíaca descompensada.

A primeira delas é a possibilidade de tratar esses pacientes com inotrópicos em enfermaria. Tolera-se muito bem o tratamento, que não é acompanhado de complicações ou intercorrências, como é usual se pensar.

A experiência de estudar pacientes em enfermaria resultou em achados semelhantes a outros já publicados, mas não exatamente iguais, por serem nossos resultados observados em população muito mais grave do que os descritos nos trabalhos em geral.

Quanto à etiologia, observamos que os portadores de doença de Chagas, quando internam com insuficiência cardíaca avançada, têm comprometimento cardíaco mais acentuado do que o das outras etiologias, além de mortalidade maior. Constatamos que necessitam com maior frequência de inotrópicos para a compensação do que os portadores de insuficiência cardíaca de outras etiologias. Quanto ao tratamento, observamos que toleram bem e se beneficiam com a prescrição de betabloqueadores e que, portanto, devem ser tratados com esse tipo de medicamento. Também toleram a dose-alvo e o betabloqueio rápido, devendo ser tratados como qualquer outro paciente com insuficiência cardíaca.

Quanto a fatores prognósticos, constatamos que o maior comprometimento cardíaco esteve associado a pior prognóstico. A fração de ejeção mais reduzida e o ventrículo esquerdo mais dilatado foram marcadores de pior evolução.

Entre os fatores prognósticos na insuficiência cardíaca avançada, identificamos como fortemente associados a pior evolução a pressão arterial sistólica mais baixa (em geral associada à necessidade de suporte com inotrópicos), a disfunção renal e o sódio baixo em quase todos os nossos estudos.

Constatamos que os pacientes mais graves (perfil C) são tratados com inotrópicos, com maior frequência a dobutamina, os quais apresentam maior mortalidade do que os que não necessitam de prescrição de inotrópicos. Observamos que esses pacientes apresentam comprometimento cardíaco e sistêmico mais acentuado do que os que não necessitam de prescrição de inotrópicos para compensar. Consideramos que a maior mortalidade observada nesses pacientes decorre desse maior comprometimento cardíaco e sistêmico, e não necessariamente em virtude da prescrição do inotrópico.

Quando avaliamos dados de tratamento, o uso de inibidor da enzima conversora da angiotensina e betabloqueadores sempre se associou a melhor evolução. A dose do betabloqueador surge sempre como fator importante, e doses baixas não modificam o prognóstico.

Os biomarcadores se mostraram de utilidade na estratificação prognóstica, com pacientes com níveis elevados de BNP ou proBNP evoluindo pior. Níveis elevados de troponina identificaram pacientes mais graves. A dosagem sequencial desses biomarcadores foi também de utilidade, pois sua redução foi associada a melhor evolução do que naqueles em que se manteve elevada ou se elevou durante a internação.

Uma das principais contribuições da equipe de Cotoxó foi mostrar a possibilidade de utilizar inotrópicos na enfermaria e que esse uso não era acompanhado de risco aumentado, mas, sim, melhorava a situação clínica dos pacientes. Tivemos experiência com dobutamina, levosimendana e milrinona, que vimos serem bem toleradas pelos pacientes.

Quanto ao tratamento da insuficiência cardíaca descompensada, observando a evolução dos pacientes, mostramos a importância da resistência periférica elevada na descompensação e, por outro lado, a importância da vasodilatação para que compensassem. Por não termos terapia intensiva, vasodilatávamos os pacientes com vasodilatadores orais, e aprendemos que, na insuficiência cardíaca avançada, a dose é muito importante. Doses baixas de vasodilatadores não melhoravam os pacientes, que só compensavam quando conseguíamos reduzir a resistência periférica elevada, o que era possível com dose elevada desses fármacos (inibidores da enzima conversora da angiotensina, bloqueadores dos receptores da angiotensina, hidralazina e nitrato) e muitas vezes com a associação de vasodilatadores.

Novamente, os anos de experiência mostraram que era possível empregar doses eficazes em pacientes hipotensos, os quais melhoravam com a vasodilatação.

Outra grande contribuição da equipe refere-se ao manuseio da insuficiência cardíaca e o uso de betabloqueadores. Deixamos de suspender os betabloqueadores nos pacientes descompensados, reduzindo pela metade sua dose quando da necessidade de prescrição de inotrópicos. Notamos ser possível prescrever dobutamina em pacientes em uso de carvedilol e que o uso concomitante promove resultados muito semelhantes aos observados naqueles sem uso de betabloqueador. Constatamos que a presença de betabloqueador não interfere no tratamento; diferentemente, os pacientes em uso de betabloqueador evoluíam melhor, em especial após a alta, pois recebiam alta com doses mais eficazes do medicamento. Pela gravidade de nossos pacientes, muitos deles compensavam e ficavam dependentes de dobutamina. Vimos que, para permitir o "desmame" da dobutamina, era fundamental vasodilatá-los intensamente e, naqueles ainda refratários, a prescrição conjunta de levosimendana permitiria "desmamar" a maioria dos pacientes.

Ao detectarmos que uma causa importante das reinternações, em nosso hospital, era o tratamento com subdoses dos medicamentos, desenhamos o FAST-carvedilol, forma de betabloquear os pacientes ainda internados, em tempo curto, e dar alta com doses eficazes do medicamento. Essa forma de betabloqueio mostrou-se segura e eficaz, melhorando a evolução dos pacientes e reduzindo as reinternações e a mortalidade.

Foram 30 anos muito gratificantes, ricos de experiência e bons resultados. Por fim, não poderia deixar de agradecer a todos que colaboraram para que pudéssemos realizar este trabalho inusitado.

Referências

1. Velloso LGC, Alonso RR, Ciscato CML, Pereira-Barretto AC, Bellotti G, Pileggi F. Avaliação antropométrica do estado nutricional na ICC descompensada. XIII Congresso Interamericano de Cardiologia – XLV Congresso da Sociedade Brasileira de Cardiologia. Rio de Janeiro, 23-28 de julho de 1989. Arq Bras Cardiol 1989;53(supl 1):75.

2. Velloso LGC, Csengeri LF, Alonso RR, Ciscato CML, Pereira-Barretto AC, Bellotti et al. Desnutrição na miocardiopatia dilatada. Correlação com índices ecocardiográficos da função ventricular esquerda. Arq Bras Cardiol 1992;58(3):189-92.

3. Velloso LG, Oliveira Jr MT, Munhoz RT, Morgado PC, Ramires JAF, Pereira-Barretto AC. Repercussão nutricional na insuficiência cardíaca avançada e seu valor na avaliação prognóstica. Arq Bras Cardiol 2005;84:480-5.

4. Velloso LG, Pereira-Barretto AC, Oliveira Jr MT, Munhoz RT, Morgado PC, Ramires JFR. Escore para avaliação do estado nutricional. Seu valor na estratificação prognóstica de portadores de cardiomiopatia dilatada e insuficiência cardíaca avançada. Arq Bras Cardiol 2006;87(2):178-84.

5. Velloso LGC, Alonso RR, Ciscato CML, Pereira-Barretto AC, Bellotti G, Pileggi F. Dieta com quantidades habituais de sal no tratamento hospitalar da insuficiência cardíaca congestiva. Arq Bras Cardiol 1991;57(6):465-8.

6. Silva CP, Del Carlo CH, Oliveira Jr MT, Scipioni A, Strunz-Cassaro C, Ramirez JAF et al. Por que os portadores de cardiomiopatia chagásica têm pior evolução que os não chagásicos? Arq Bras Cardiol 2008;91(6):389-94.

7. Pereira-Barretto AC, Del Carlo CH, Cardoso JN, Ochiai ME, Lima MV, Curiati MC et al. Papel dos níveis de BNP no prognóstico da insuficiência cardíaca avançada descompensada. Arq Bras Cardiol 2001;100(3):281-7.

8. Pereira-Barretto AC, Del Carlo CH, Oliveira JR MT, Ochiai ME, Canesin MF, Ramires JAF. Quais pacientes com insuficiência cardíaca avançada têm pior prognóstico? Arq Bras Cardiol 2004;83(suppl III):110.

9. Pereira-Barretto AC, Del Carlo CH, Cardoso JN, Morgado PC, Munhoz RT, Eid MO et al. Re-hospitalizações e morte por insuficiência cardíaca. Índices ainda alarmantes. Arq Bras Cardiol 2008;91(5):335-41.

10. Del Carlo CH, Cardoso JN, Ochiai ME, Oliveira Jr MT, Ramires JAF, Pereira-Barretto AC. Variação temporal no prognóstico e tratamento da insuficiência cardíaca avançada – antes e após 2000. Arq Bras Cardiol 2014;102(5):495-504.

11. Oliveira Jr MT, Canesin MF, Munhoz RT, Del Carlo CH, Scipioni AR, Ramires JAF et al. Principais características clínicas de pacientes que sobrevivem 24 meses ou mais após uma hospitalização devido a descompensação cardíaca. Arq Bras Cardiol 2005;84(2):161-6.

12. Cardoso JN, Del Carlo CH, Ochiai ME, Oliveira Jr MT, Morgado PR, Munhoz R et al. São os fatores prognósticos na insuficiência cardíaca semelhantes na internação e no seguimento? Arq Bras Cardiol 2018 [no prelo].

13. Canesin MF, Giorgi D, Oliveira Jr MT, Wajngarten M, Mansur A, Ramires JAF et al. Ambulatory blood pressure monitoring of patients with heart failure. A new prognosis marker. Arq Bras Cardiol 2002;78:83-9.

14. Pereira-Barretto AC, Del Carlo CH, Cardoso JN, Ochiai ME, Ramos Neto JA, Kalil Filho R. Na IC descompensada hospitalizações

anteriores identificam pacientes de pior prognóstico. Arq Bras Cardiol 2015;105(supl 1):6.

15. Cardoso JN, Ochiai ME, Lima MV, Cardoso MN, Cardoso CMR, Ochia ME et al. Piora da função renal na IC descompensada. Arq Bras Cardiol 2014;103(supl 3):29.

16. Del Carlo CH, Cardoso JN, Ochiai ME, Morgado PC, Munhoz RT, Ramos Neto JA et al. Comorbidades agravam os quadros de insuficiência cardíaca e provocam internações mais prolongadas e com maior mortalidade durante a hospitalização. In: XXXVIII Congresso da Sociedade de Cardiologia do Estado de São Paulo, 2017, São Paulo. Rev SOCESP 2017;27(suppl):212.

17. Cardoso JN, Del Carlo CH, Oliveira Jr MT, Ochiai ME, Kalil Filho R, Pereira-Barretto AC. Infecção em pacientes com insuficiência cardíaca desencadeia a descompensação e aumenta a mortalidade durante hospitalização. Arq Bras Cardiol 2018;110:364-70.

18. Cardoso J, Brito MI, Ochiai ME, Novaes M, Berganin F, Thicon T et al. Anemia nos pacientes com insuficiência cardíaca avançada. Arq Bras Cardiol 2010;95(4):524-9.

19. Pereira-Barretto AC, Cardoso MN, Cardoso JN. Deficiência de ferro na insuficiência cardíaca. Rev Bras Hematol Hemoter 2010;32(supl 2):89-94.

20. Del Carlo CH, Cardoso JN, Ochiai ME, Ramos Neto JA, Oliveira Jr MT, Kalil Filho R et al. Impacto da fibrilação atrial no prognóstico e evolução pós-alta de pacientes com insuficiência cardíaca descompensada. Instituto do Coração do HCFMUSP-SP – Brasil. Rev SOCESP 2015;25(2B):196.

21. Aguiar VB, Ochiai ME, Cardoso JN, Del Carlo CH, Morgado PC, Munhoz RT et al. Relação entre depressão, nível de BNP e comprometimento ventricular na insuficiência cardíaca avançada. Arq Bras Cardiol 2010;95(6):732-7.

22. Del Carlo CH, Pereira-Barretto AC, Cassaro-Strunz CM, Latorre MRDO, Oliveira Jr MT, Ramires JAF. Troponina cardíaca T para estratificação de risco na insuficiência cardíaca crônica descompensada. Arq Bras Cardiol 2009;92(5):404-12.

23. Del Carlo CH, Pereira-Barretto AC, Cassaro-Strunz C, Latorre MRDO, Ramires JAF. Serial measure of cardiac troponin T levels for prediction of clinical events in decompensated heart failure. J Cardiac Fail 2004;10:43-8.

24. Del Carlo CH, Cardoso JN, Ochiai ME, Ramos Neto FA, Oliveira Jr MT, Kalil Filho R et al. Medida evolutiva do peptídeo natriurético tipo B no prognóstico intra-hospitalar de pacientes com insuficiência cardíaca descompensada. Arq Bras Cardiol 2015;105(supl 1):30.

25. Pereira-Barretto AC, Oliviera Jr MT, Strunz CC, Del Carlo CH, Scipioni AR, Ramires JAF. O nível sérico de NT-proBNP é um preditor prognóstico em pacientes com insuficiência cardíaca avançada. Arq Bras Cardiol 2006;87(2):174-7.

26. Del Carlo CH, Cardoso JN, Ochiai ME, Ramos Neto JA, Oliveira Jr MT, Kalil Filho R et al. Troponina I e BNP na estratificação de risco de pacientes com insuficiência cardíaca descompensada. Rev SOCESP 2015;25(2B).

27. Oliveira Jr MT, Ramires JAF, Gonzáles LMC, Pereira-Barretto AC, Strunz CM. O papel dos níveis da norepinefrina, interleucina-6 e fator de necrose tumoral-alfa durante a descompensação cardíaca. Arq Bras Cardiol 2002;79(supl 1):32.

28. Cardoso JN, Pereira-Barretto AC, Del Carlo CH, Morgado PC, Munhoz RT, Ochiai ME et al. A IC com função preservada tem melhor prognóstico do que a com função reduzida. In: XXXVII Congresso da Sociedade de Cardiologia do Estado de São Paulo, 2016, São Paulo. Rev SOCESP 2016;26(suppl):171.
29. Moreno I, Del Carlo CH, Pereira-Barretto AC. Tratamento otimizado e redução da frequência cardíaca na insuficiência cardíaca crônica. Arq Bras Cardiol 2013;101:442-8.
30. Fabri J Jr, Paula RS, Favarato D, Pereira-Barretto AC, Mansur AJ. Há distribuição circadiana do horário de óbito de doentes hospitalizados por insuficiência cardíaca? Arq Bras Cardiol 2000;74:21.
31. Fabri Jr J, de Paula RS, Favarato D, Pereira-Barretto AC, Mansur AJ. Gender differences in the circadian distribution of deaths in patients hospitalized with severe heart failure. Circulation 2001;104(17)(suppl II):II660.
32. Canesin MF, Oliveira Jr MT, Barretto ACP, editores. Suporte avançado de vida em insuficiência cardíaca (SAVIC). 3.ed. Barueri: Manole; 2014.
33. Ochiai ME, Lima MV, Vieira KR, Cardoso JN, Morgado PC, Munhoz RT et al. Perfil hemodinâmico durante a vasodilatação múltipla na descompensação cardíaca avançada. Arq Bras Cardiol 2008;91(supl 1):110.
34. Eterno FT, Oliveira Jr MT, Pereira-Barretto AC. Diuréticos melhoram a capacidade funcional em pacientes com insuficiência cardíaca congestiva. Arq Bras Cardiol 1998;70(5):315-20.
35. Cardoso JN, Ochiai ME, Oliveira MT, Reis CM, Curiatti M, Vieira KR et al. Diuretic titration based on weight change in decompensated congestive heart failure: a randomized trial. Int J Cardiol 2013;168(3):3020-1.
36. Oliveira Jr MT, Pereira-Barretto AC, Stocco R, Gonzales LM, Cardoso JN, Morgado PC et al. Segurança do uso de inotrópicos para pacientes com hipotensão severa e insuficiência cardíaca fora da unidade de terapia intensiva. Arq Bras Cardiol 2002;79(supl IV):42.
37. Cardoso JN, Ochiai ME, Del Carlo CH, Ramos Neto JA, Kali Filho R, Pereira-Barretto AC. Inotrópicos na Enfermaria, no XIV Congresso Brasileiro de Insuficiência Cardíaca – Arq Bras Cardiol 2015;DEIC 2015.
38. Cardoso JN, Grossi A, Del Carlo CH, Reis CM, Curiati M, Ochiai ME et al. Mortality rates are going down in clinical use of inotropics. Temporal trends for prognosis in acute decompensated heart failure. Int J Cardiol 2014;175(3);584-6.
39. Pereira-Barretto AC, Oliveira Jr MT, Del Carlo CH, Cardoso JN, Pereira C. Levosimendana reduz em 53% as re-hospitalizações em comparação com a dobutamina. In: XXVIII Congresso da Sociedade de Cardiologia do Estado de São Paulo, 2007, São Paulo. Rev SOCESP 2007;17(suppl 1):62.
40. Oliveira Jr MT, Follador W, Martins MLO, Canaviera R, Tsuji RLG, Scipioni A et al. Análise de custos do tratamento de episódios de descompensação aguda de insuficiência cardíaca: levosimendan vs dobutamina. Arq Bras Cardiol 2005;85:9-14.
41. Pereira-Barretto AC, Ochiai ME, Cardoso JN, Del Carlo CH, Morgado PC, Munhoz RT et al. Levosimendana no desmame da dobutamina. Arq Bras Cardiol 2011;97(3 supl 2):4.
42. Cardoso JN, Ochiai ME, Morgado PC, Munhoz RT, Oliveira Junior MT, Moreno IB et

al. Necessidade de inotrópico no paciente chagásico. Arq Bras Cardiol 2006;87(suppl I):198.

43. Ochiai ME, Lima MV, Vieira KR, Cardoso JN, Morgado PC, Munhoz RT et al. Perfil hemodinâmico durante a vasodilatação múltipla na descompensação cardíaca avançada. Arq Bras Cardiol 2008;91(supl 1):110.

44. Ochiai ME, Pereira-Barretto AC, Cardoso JN, Munhoz RT, Morgado PC, Ramires JAF. Adição de bloqueador de angiotensina II na insuficiência cardíaca descompensada. Arq Bras Cardiol 2010;94(2):235-8.

45. Lima MV, Ochiai ME, Cardoso JN, Morgado PC, Munhoz RT, Pereira-Barretto AC. Hiperpotassemia na vigência de espironolactona em pacientes com insuficiência cardíaca descompensada. Arq Bras Cardiol 2008;91:194-9.

46. Lima MV, Cardoso JN, Ochiai ME, Grativol KM, Grativol OS, Brancalhão ECO et al. É necessário suspender o betabloqueador na insuficiência cardíaca descompensada com baixo débito? Arq Bras Cardiol 2010;95(4):530-5.

47. Cardoso JN, Ochiai ME, Del Carlo CH, Munhoz RT, Morgado PC, Novaes KR et al. Os pacientes chagásicos toleram dose de carvedilol semelhante aos não chagásicos. Rev SOCESP 2008;18(2)(supl B):60.

48. Pereira-Barretto AC, Oliveira Jr MT, Del Carlo CH, Cardoso JN, Moreno IB, Scipioni A et al. Fast up titration of carvedilol in heart failure is safe and allow discharging patients with full dosage and the identification of those with worse prognosis. J Card Fail 2006;12(6)(suppl S):S128.

49. Oliveira Jr MT, Cardoso JN, Gonzales LM, Moreno IB, Scipioni AR, Ochiai ME et al. Segurança e tolerabilidade do aumento rápido da dose de carvedilol em pacientes com insuficiência cardíaca (Estudo FAST-Carvedilol). Arq Bras Cardiol 2005;85(suppl IV):23.

50. Melo D, Pereira-Barretto AC, Ramires JAF. The impact of the rapid use of beta-blockers on ventricular remodeling and mortality in end-stage heart failure. J Am Coll Cardiol 2011;57(14-suppl A):17.

51. Cardoso JN, Ochiai ME, Vieira KRN, Del Carlo CH, Oliveira Jr MT, Morgado PC et al. Perfil hemodinâmico dos pacientes com miocardiopatia chagásica que internam descompensados. Arq Bras Cardiol 2008;91(supl 1):203.

52. Pereira-Barretto AC, Del Carlo CH, Cardoso JN, Ochiai ME, Ramos Neto JA, Kalil Filho R. Betabloqueadores mudam a evolução da IC descompensada. In: XIV Congresso Brasileiro de Insuficiência Cardíaca – DEIC 2015. Arq Bras Cardiol 2015; 105(1 supl.1):1-44.

53. Melo DSB, Pereira-Barretto AC, Cardoso JN, Oliveira AI, Ochiai ME, Melo FSA et al. Polimorfismos genéticos como preditores prognósticos em pacientes com insuficiência cardíaca avançada após rápida titulação com betabloqueadores. In: XI Congresso Brasileiro de Insuficiência Cardíaca, 2012, Recife. Arq Bras Cardiol 2012;99:1-148

54. Lima MV, Ochiai ME, Vieira KN, Scipioni A, Cardoso JN, Munhoz RT et al. Thermal vasodilation using a portable infrared thermal blanket in decompensated heart failure. Int Heart J 2014:55(5):433-9.